# 医学英語の
# お手本

マヤ・バーダマン 著

百 武 美 沙 医療監修

Model Medical English

丸善出版

# 著者・まえがき

　英語はただ「伝わる」「伝わればいい」だけでなく、「伝え方」も大切。これは、小学生の頃から英語を使っていた私が、外資系企業と医学英語の仕事を通して痛感したことです。

　ビジネスでは、ときに「断る」「反対意見を言う」など言いにくいことを伝える必要があり、複雑でセンシティブな場面にも遭遇します。その際には「伝え方」が相手の受け取り方や人間関係、ビジネスの進み方などに影響します。

　一方、医療の現場には、ときに告知などのシリアスな場面もあります。伝え方によっては患者さんが不快感や不安・不満を感じたり、医師本人や組織全体、医療従事者全体のレピュテーションにまで影響することもあります。また、論文投稿の際はジャーナル側と慎重で丁寧なやり取りが必要です。

　ただ、ビジネス・医療のどちらの現場においても、「丁寧で気遣いのある」かつ「相手に伝わる」英語を学校や書籍で学ぶ機会はあっても、その機会は非常に少ない印象でした。

　アメリカ人の父と日本人の母の間に生まれた私は、小学校から大学卒業まで英語で教育を受け、二度のアメリカ留学を経験したこともあり、英語で仕事をすることにはほとんど不安はありませんでした。ところが、実際に現場で見聞きする英語は洗練され気配りの伝わるもので、自分が使っていた英語とは印象の違うものだったのです。

　どうすればそのような英語を使えるようになるのか。書店を巡り、その答えを教えてくれる本を探しましたが、見つかりませんでした。

　だからこそ、現場と経験が「生きた英語の教材」となりました。お手本になるような言い回しやメール文を自分用のテンプレート集に書き留め、話し方や振る舞いをまねしながら実践しました。そして自身のこの経験や学びが、当初の自分のように困っている方々のお役に立つのではないかと思い、執筆の活動を始めました。

　そして、あるきっかけから医学英語の世界に足を踏み入れました。そこでは医師の方々が執筆した英語論文の校閲をはじめ、論文の投稿から掲載までをサポー

トしたり、医学生に向けて診療やプレゼンで使う英語の授業を行いましたが、そこで必要な英語もまた、ビジネスの現場で求められる英語と共通していることに気づきました。つまり、「丁寧で礼儀正しく、明確に伝わる英語」です。

担当する原稿やレターのドラフトが届いた段階では直接的な表現や少々丁寧さに欠ける表現が見られましたが、丁寧な英語表現を身につける機会さえあれば、その英語をさらにアップグレードし、論文に関連するやり取りのみならず、情報の発信や個人のキャリアアップ、更には医療の未来にも繋がるのではないかと感じました。

その医療機関には医学英語教育および英語論文・発表資料作成・口頭発表などを支援するセンターがありました。しかし、同じようなサポートがある医療機関や医学部は少ないのが現実です。

そこで、英語でコミュニケーションをとる際に心がけたいポイントや表現を収録した「お手本」のような本。多忙で英語の勉強の時間がなくても、必要なエッセンスをまとめて読める本を作りたいと強く思い、本書の執筆へと繋がりました。

本書では、学校や教科書では十分に学べない、医療の現場で必要な「丁寧なワンランク上の英語」、英語で話す・書くための「そのまま使える場面別のお手本」を、単語や表現の細かいニュアンスや文化的背景を含めて紹介しています。

いま臨床で活躍する医療従事者に、海外留学を考える学生に、医療の英語をさらにブラッシュアップしたいすべての医療者のみなさまにお届けするという夢が叶い、嬉しく思います。

本書を亡き恩師の J. Patrick Barron 先生に捧げます。

Barron 先生からの学びと想いを本の形にして読者に届けられることを心から嬉しく思います。先生の教えが、ひとりでも多くの方のお役にたてますよう願っております。

本書は多くの方のお力添えによって読者のみなさまに届けることができました。

出版の機会をくださった丸善出版の程田靖弘さま、出版まで伴走してくださった渡邉美幸さまに心から感謝申し上げます。丁寧に心を込めて一緒に作っていただき、感謝の気持ちでいっぱいです。制作および出版に関わってくださった丸善

出版のみなさま、そして本を並べてくださる書店のみなさま、本当にありがとうございます。

　医療監修としてマウントサイナイ医科大学緩和ケア・老年医学フェローのご経験をお持ちの百武美沙先生にご協力いただきました。実臨床での会話の再現性や内容の正確性が加わり、貴重なご経験も数多く共有いただきました。本書をより一層「生きた医療の英語の教材」に近づけることができ、読者にとって心強い「お手本」となりました。先生には感謝してもしきれません。本当にありがとうございます。

　いつも丁寧に指導してくださり、キャリアについても考えてくださった Edward Barroga 教授。いつもあたたかく親切に教えてくださり、お手本になってくださった小島多香子准教授。多くの学びやサポートをくださった先生方や学生のみなさま。心から感謝申し上げます。

　英語と日本語の世界を行き来して、2つの世界の橋渡しができるよう育てて世界を広げてくれた両親には感謝してもしきれません。父には本書の英文校正も担当してもらい、心から感謝しております。

　そして本書を手に取ってくださったみなさま、本当にありがとうございます。この本がみなさまの医療のキャリアと人生において少しでも力になり、夢や目標の舞台で活躍されますように。


最後に…
　執筆期間は新型コロナウイルスのパンデミックの真っ只中でした。過酷で不安な状況のなか、それぞれの場面でご尽力いただいている医療関係者のみなさまに心からの敬意と感謝の気持ちをお伝えしたいと思います。

2022 年 5 月吉日

著者　Maya Vardaman

# 例文の読み方

例文内の（　）および［　］の使い分けは以下をご覧ください。

- （　）：単語・表現・言い回しの言い換えや、代わりの・ほかの選択肢を示している。
  - ▶ I learned (realized) that … .
    
    …だと学びました（気がつきました）。

- ［　］：（オプションとして）挿入が可能なテキストを示している。
  - ▶ Does anyone have any questions [or comments]?
    
    質問（やコメント）はありますか？

他に、例文内に入る「X」「Y」「ABC」「XYZ」は、特定の（詳細な）ものが入る箇所を示しています。X, Y, ABC, XYZ はそれぞれ異なるものを示します。

- ▶ I will discuss the benefits of the ABC method on XYZ.
  
  XYZ に対する ABC メソッドの利点についてお話いたします。

また、「…」は文章が続くことを示したり、入る文章が省略されていることを示しています。

# 目　次

## バーダマン先生が聞く、米国で活躍する百武医師の経験談

# Chapter

## 1

# 丁寧な英語の基本と
# マインドセット

英語は「伝わればいい」というだけではありません。そのマインドセットが言葉に表れると、ときに相手への配慮が欠けた失礼な表現になってしまったり、誤解や混乱を招いたり、場合によっては信頼関係にまで影響することもあります。医療の現場では相手に正確な情報を伝えることは大切ですが、コミュニケーションは「対・人」です。気遣いや思いやりが必要です。特にセンシティブな場面や信頼や安心感が求められる人間関係では言葉遣いとマナーに気を配る必要があります。

## 伝え方の基本：相手や状況に合った適切な表現を選ぶ

・そこ座って
・そちらにおかけください

　診察室での最初のひとことで患者さんの医師（医療従事者）に対する印象が瞬時に決まります。それは安心感や信頼度、医師との相性の良し悪しにも影響し、治療方針を決める際の判断材料になると言っても過言ではありません。また、その医師本人だけでなく所属する医療機関全体の印象やレピュテーション（評判）にも直結します。「○○先生は…」よりも「○○病院の先生は…」と表現されたり、ひとくくりで印象付けられることもあるため、日本語でも英語でも、同じメッセージであっても伝え方は重要です。

　医療現場におけるコミュニケーションには正確性が求められますが、同時に「丁寧さ」や「気配り」も大切です。患者さんが安心して症状や病歴、生活習慣などを医療従事者に話し、質問や相談をする。医療従事者が正確な診断や情報を患者さんと共有し、わかりやすく説明する。そのようにして治療計画を共に決めて治療のゴールに進むわけです。

　その過程では難しい、あるいはセンシティブな場面（診断を伝える、治療計画や経過を報告する、よくない報告をする）や、指示・指導をする場面（食事、生活、服薬）、注意が求められる場面（治療や生活においての指導に従わなかったときなど）に遭遇することもあるでしょう。その際に重要なのが、信頼と安心が確保できた人間関係です。それは医療行為を通してだけでなく、丁寧なコミュニケーションの積み重ねによっても構築されます。

　患者さんやご家族だけでなく、医療従事者どうしのコミュニケーションも同様です。良好で協力的な職場環境をつくり、同じゴールを持つチームの結束力を高めるためにも丁寧さや思いやりが大切です。

## ☑ 英語は「ツール」？

　確かに「旅行で道を尋ねる」「海外からの観光客に道案内をする」といった場面では、カタカナ語をつなぎ合わせたような英語表現でも十分かもしれません。しかし、医療の現場で患者さんやご家族、上司や上級医（指導医）、医療チームと専門的な話をしたり、告知をしたり、あるいは学生なら教授や面接官と失礼のないやり取りをする場面ではそのような話し方では難しいでしょう。

　「伝わればいい」のマインドセットでは、配慮に欠けた表現になり、ときにぶしつけで失礼に聞こえてしまいます。その結果誤解や混乱を招き、信頼関係に影響する恐れがあります。信頼と安心感を寄せてもらえないと、「患者さんから必要な情報を得られない（心を開いて話していただけない）」「適切な治療につながらない」「治療への協力やモチベーションが得られない」といった状況になりかねません。

　そのためには簡潔な表現で相手に正確に伝わりつつ、相手が不快に思うことなく、角が立たないように表現する必要があります。言葉をツールとして使うだけでなく、伝える内容をクリアにして誤解のないように、相手への思いやりも表現します。つまり、英語はコミュニケーションの「ツール」ですが、それを使いこなす知識とマインドセット、そして気遣いが必要なのです。

　コミュニケーションは言葉だけではありません。マナー（患者さんに対する姿勢も含む）やアイコンタクト、ボディランゲージも、コミュニケーションの大事な要素です。現場では異なる文化の方々も働き、患者として訪れます。異文化や言葉の文化的背景、そしてコミュニケーションの違いへの理解も必要です。

## ☑ 伝わるだけの英語から洗練された英語へ

　ただし、これらのことは学校の授業で学ぶ機会は少なく、十分な理解のないまま現場に立つことになります。筆者が国内の外資系企業で新入社員と英語について話をしたとき、「実際の経験を通してでないと、丁寧な表現や失礼にあたる表現のニュアンスがわからない」と言っていました。筆者が勤務してきた職場や英語教育に携わる方々からは「帰国子女や留学経験者の英語はくだけている傾向がある。ある程度英語に自信があるビジネスパーソンにこそ丁寧な英語を学んでほ

しい」という声も聞きます。仕事において特に問題が起こらず、英語表現に対する指摘を受けることもなかったために表現の改善すべき点に気づくことができなかったのかもしれません。学生時代の留学経験やホームステイだけでは十分ではないのです。留学などでは若い人同士のやり取りが多く、その話し方をそのまま医療現場やビジネスで用いると幼く聞こえ、洗練されていない印象になります。現場ではより「大人の」英語が必要です。

　筆者のミッションは読者のみなさまに「丁寧で気配りの伝わる英語」のポイントをお伝えすることです。本書で身につけた丁寧な英語表現を味方に、グローバルな舞台でご活躍いただければこれ以上喜ばしいことはありません。

## 伝えるための準備：英語の「敬語」を使いこなす

　では、どのようなコミュニケーションを心がければ良いのでしょうか。
　日本語には敬語があるため、ある一定の丁寧な表現が担保されます。「です・ます」「○○様」「申し上げます」などの定型の「尊敬語」「謙譲語」などが言葉のルールとして存在するため、「丁寧な言葉遣い」が明確です。

　英語には敬語特有の言葉や定型のルールが存在しないため、一見すると英語には敬語がないと思われがちです。しかし実際には、英語にも丁寧で礼儀正しく伝えるための「敬語表現」があります。**単語の組み合わせやクッション言葉で調整**し、**婉曲的な表現**も使い、丁寧さと気遣いを表現します。それに加えて、相手や状況に合った適切な表現を選ぶ必要があります。

　品性や知性、教養は言葉に表れるといわれます。言葉によって「距離感」「敬意」「empathy（共感）」を表すこともできます。使う言葉の選択で印象が決まり、ある意味その人となりが瞬時に「判断される」のです。

　新しい「敬語」の言葉や、難しい英単語を覚える必要はありません。これから英語を丁寧に調整する方法を紹介しますので、そこを押さえてみましょう。まず注意したいのは、「**カジュアルな表現（短縮形）**」そして「**危険な直訳（日本語の発想や表現をそのまま英語に直訳しようとする）**」を避けることです。

## ☑ カジュアルな表現

　会話で would not を wouldn't と言ったり、cannot を can't と短縮したりすると自然に聞こえますし、問題はありません。一方で、wanna, gonna のような短縮形はカジュアルな印象ですので、プロフェッショナルな場面には適していません。完全な言葉を使うよう意識します。

　また、He goes like ….. And I was like …. ［彼は…って感じで（と言って）、私は…って感じだった（と言った）。］や seriously（マジで）のようなカジュアルな表現は親しい同僚やカジュアルな場面ではいいかもしれませんが、学生同士の会話のようなイメージで、プロフェッショナルが使う表現ではありません。説得力に欠け、信頼度にも影響します。

　「ネイティブがよく使うスラングやくだけた表現」は聞いたときに理解できるよう、覚えておくと役に立つことがありますが、中には医療の現場やビジネスなど、フォーマルな場面には適しないものもあります。さらに、英語ネイティブどうしでは通じても、異なる文化の方々が集うグローバルな環境では伝わらないものもあります。丁寧でスタンダードな表現を使うほうが安全です。

## ☑ 危険な直訳

・難しいです
・検討します

　日本語ではやんわりと no を伝えるときに使う婉曲表現ですが、英語ではその言葉の裏にある本当の意味や意図、相手を不快な思いにさせたくないという気遣いが伝わりません。たとえ英語で That is difficult. と言っても、文字通り「難しい」としか伝わりません。「お断り」「できない」の意味合いは伝わらず、相手との間に誤解が生じミスや混乱を招く恐れがあります。

　日本語と英語は 1 対 1 でマッチするわけではありません。日本語での発想や表現をそのまま英語に訳そうとすると、まさに「ロスト・イン・トランスレーション（翻訳の過程で失われてしまう意味や背景）」になる危険性があります。国や文化が変わると「以心伝心」や「察すること」が通用しません。誤解やミスコ

ミュニケーションを防ぐためにも、伝えたいことは言語化し、意図や意思を明確にして理解を確認することが重要です。

## 伝えるための表現の工夫：英語の丁寧さを調節する方法

　以上のことに注意を向けながら、これから紹介する「英語の敬語」の調整方法を参考にしていただき、フレーズから見えてくるパターンを日々の会話に取り入れてみてください。表現の幅が広がると、状況や相手に合わせて臨機応変に対応できるようになります。

　なお、これらは英語の敬語の決まった「ルール」ではなく、筆者が外資系企業での勤務経験を通して学んだポイントです。

1. 「クッション言葉」でやわらかくする
2. 「リクエスト形式」にする
3. 「つなぎ言葉」で流れをつくる
4. 単語を「格上げ」する
5. 丁寧さに「波」をつける

**1. 「クッション言葉」でやわらかくする**
　「断る」「反論する」「難しいお願いをする」など、相手にとって好ましくないことを伝える場面でクッション言葉を文頭に添えると、その後に続く内容の「衝撃」をやわらげることができます。相手に心の準備をさせてから伝えるという気配りです。

　たとえば、申し訳ない気持ちを表現したいときは以下のようなクッション言葉で切り出します。
▶ Unfortunately, ….：残念ではございますが、…。
▶ I'm afraid [that] ….：恐れ入りますが、申し訳ありませんが、…。
▶ I'm sorry to trouble you, but ….：お手数をおかけいたしますが、…。
　＊急なお願いがあるときなどに、この言葉で前置きしてから依頼をすると申し訳ない気持ちを表現できる。
たとえば、I can't cover the late shift today.（今日の遅番はカバーできません）と

I'm sorry, but I have prior commitments and am unable to cover the late shift today.（申し訳ないのですが、今日は予定があり遅番を交替できません）では、同じ内容でも印象が変わります。

　ほかにも、意見を伝えるとき、特に相手と異なる意見や反論を述べるときにクッション言葉を添えるとやわらかい印象になり、角が立たず、相手の受け取り方が変わります。

▶ I may be wrong, but ….：間違っているかもしれませんが、…。
▶ Correct me if I'm wrong, but ….：間違っていたらご指摘いただきたいのですが、…。
▶ As far as I know, ….：私が知る限りでは、…。
▶ Based on my experience, ….：私の経験から言いますと、…。

## 2. 「リクエスト形式」にする

　依頼をするときに please を付けると丁寧になると思われがちですが、実は「please＋動詞」（…してください）の表現は一方的で、命令調に聞こえてしまいます。何かを依頼するときは、Could you please …?　や Would you please …? のようなリクエスト形式にすれば、相手が依頼を受けるかどうか考える、あるいは断る余裕を残すことができますし、気遣いを示すことができます。

▶ Could you please submit the documents by the end of the week?
　今週の終わりまでに書類を提出していただけますか？
▶ I'm sorry to trouble you, but could you please submit the documents by the end of the week?
　お手数をおかけして申し訳ありませんが、今週の終わりまでに書類を提出していただけますでしょうか？
▶ Could you please let the team know when the patient arrives?
　患者さんが到着したらチームにご連絡いただけますか？
▶ I am sorry to trouble you, but could you please let the team know when the patient arrives?
　お手数をおかけして申し訳ありませんが、患者さんが到着したらチームにご連絡いただけますか？

ちなみに、Can you [please] …？　もリクエスト形式ではありますが、could you を使うほうがより丁寧です。つまり丁寧度は次のようになります。could ＞ can, would ＞ will. また、would よりも could のほうが丁寧ですが、please を付けて Could you please …? / Would you please …? とすると丁寧さの度合いは同じくらいになります。リクエスト形式から外れますが、医療の現場で相手に意思や希望を尋ねる際に以下のようなアプローチも活用できます。「提案形式」を使うと、相手は同意や否定をする答え方だけでなく、決断する選択肢を持つことができます。

▶ We could test for your …. Would you like for us to do that?
　 …を調べることもできます。そういたしましょうか？
▶ Would you like for us to check your …?
　 …を調べましょうか？

　また、closed-ended questions を使うと、yes/no のように答えが限定されたり、会話が「行き止まり」になったりします。一方で、open-ended questions は、答え方の幅が広くなり、会話も進みます。以下の米国で活躍する日本人臨床医・百武先生からのアドバイスも参照してみてください。

---

**米国で活躍する日本人医師・百武先生からのアドバイス**

　バーダマン先生のおっしゃる通りです。日本人よりも米国の方のほうが open-ended questions に答えるのに慣れており、とても得意なので [Could you] please tell me more about…? だけでも会話がどんどん進むことも多いです。日本人は個人差はありますが、「どう思いますか、と言われても…」となってしまうことが多いように思います。

---

▶ What do you think about …?：…についてはどう思いますか？
▶ How do you feel about …?：…についてどう感じますか（お考えですか）？

### 3.「つなぎ言葉」で流れをつくる
　文と文を適切な言葉でつなぐことで、話の流れをより明確にできます。適切なつなぎ言葉を使うことは、相手が話を理解しやすくするための一種の気遣いといえます。さらに、「相手に（心の）準備をさせてから伝える（本題に入る）」とい

う意味で文章を調整する役割があり、これも一種の敬語といえます。

　これらの言葉はプレゼンや論文でも活躍します。なお *w（w = written）と記された言い回しは、どちらかというと書き言葉で用いられます。

## ● 結果を説明する
▶ As a result,：結果として
▶ Consequently,：結果として
▶ Therefore,：したがって
▶ In conclusion,：まとめると、結果として
▶ In summary,：まとめると、つまり

## ● 比較する、反対のことを説明する
▶ However,：とはいえ、けれども、しかしながら
▶ In contrast,：反対に、その一方で、対照的に
▶ On the other hand,：一方で
▶ Despite … / In spite of …,：…にもかかわらず
▶ Although …,：とはいえ、…にもかかわらず、…ではあるが、…だけれども

## ● 追加する
▶ Also,：それに、加えて
▶ In addition,：その上、それに追加して
▶ Besides,：その上、さらに
▶ Further,：さらに、その上
▶ Furthermore,（*w）：さらに、その上に

## ● 詳細を述べる
▶ Specifically,：特に、具体的に
　＊ More specifically,（さらに具体的に言うと、より具体的には）も使う。
▶ Actually, ….：実のところは、本当は

● 理由や原因を説明する
▶ For this / that reason, : これ（それ）が理由で、この（その）ため
▶ Due to …, : …が原因で、…に起因して、…のせいで
▶ Because of …, : …が原因で

● 例を挙げる
▶ For example / For instance, : たとえば

● 前述のことに関連づける
▶ Regarding …, : …に関して、…について
▶ As for …, : …に関しては、…については

● データ、図などを参照する
▶ Based on …, : …に基づいて
▶ According to …, : …によると

## 4. 単語を「格上げ」する

　日本語では「守る」を「遵守する」と言い換えたり、「教えてください」を「ご教示ください」と言ったりすると、丁寧で改まった印象になり、知的なニュアンスを持ちます。英語でも同じように知性や気配りが伝わり、洗練された単語や表現があります。特に患者さんや目上の方などには失礼のないフォーマルさを表現する「格上げ英単語」が活躍します。

　また、2〜3語使うところを1語で表現すると、文が簡潔になるだけでなく、より明確で具体的に伝わり、説得力が増す効果もあります。たとえば、find out のひとことも、discover（発見する）、explore（詳しく調査・研究・診察する）、examine（観察する）、identify（特定する）、investigate（調査する）とニュアンスの異なる言葉があります。We will find out where the pain comes from. のひとことも、explore するのか、identify するのかで伝わり方が少々異なります。

　このような単語にアップグレードすると、伝えたいメッセージが正確かつ明確になり、丁寧で洗練された印象になります。

## 5. 丁寧さに「波」をつける

　英語には５つほどの丁寧レベルがあり、なかでも仕事や生活で使う英語のほとんどは次の３つの丁寧レベルに分類されます。

### とても丁寧　★★★

　地位・身分・年齢などが上の人（患者さんとご家族、取引先、教授、上司など）
▶ Yes, sir. / Yes, ma'am.：かしこまりました。
▶ Good afternoon, Mr. Lawrence. How do you feel today?
　こんにちは、ローレンスさん。今日はいかがなさいましたか？
▶ I can certainly do that, Ms. Hill.
　ヒルズ様、もちろん、そのようにいたします。

### やや丁寧　★★

　一般的に丁寧に接するべき相手（同僚、日本でいう先輩、店員さんなど）
▶ It's nice to meet you, Alice.：お会いできてうれしいです、アリスさん。
▶ Could you sign this form, please?：このフォームにサインしていただけますか？

### カジュアル　★

　親しい間柄（親しい同僚、日本でいう後輩、身近な人）
▶ Should we go grab some lunch?：ちょっとランチ食べに行こうか？
▶ See you later!：じゃあとでね！

　日本語では、目上の方や患者さんが相手の場合、会話の中で常に「かしこまりました」「拝見します」「…してくださいませ」などと丁寧な表現を用います。一方で、英語では丁寧な表現を用いすぎると場合によっては堅苦しく聞こえ、不自然で、距離を感じさせる冷たい印象になります。ただし、カジュアルな表現を用いすぎても敬意や誠実さが伝わらず、適切ではありません。そこで、自然に聞こえるように会話の中で丁寧さに「波」をつくります。

　「波」をつくるには、丁寧な表現の中にときおり親しみやすさが感じられる表現を入れて、最後は丁寧に締めくくるなど、丁寧レベルを上げ下げして調整しながら全体的に丁寧な印象になるようにします。つまり、丁寧さは総括的に決まり

ます。その中で、目標は friendly but polite（親しみやすいけれど丁寧）な話し方です。丁寧さに波をつくることで、相手との距離が縮まったり、話がよりスムーズになったりします。

　丁寧さの加減の感覚をつかんで、バランスをとるのは難しいかもしれませんが、会話の経験と意識の積み重ねで感覚がつかめてきます。英語のニュースやインタビューなどさまざまな会話の中で丁寧レベルや「波」の変化に耳を傾けてみてください。

　状況や相手に合わせた適切な言葉や表現を選ぶ力は医療の現場、ビジネスなどプロフェッショナルとして重要です。そのためには、日本語の発想や表現の仕方をそのまま英語で表現しようとするのではなく、英語独特のニュアンスを理解し、「英語の感覚のまま」表現を自在に操り、意図した通りに相手に伝えることが大切です。

# Chapter

## 2

# 発表・プレゼンテーション

　医学では、医学雑誌（ジャーナル）に論文が掲載されるだけでなく、学会発表もキャリアを築くために重要です。学会では、発表者は論文や研究の「代表者」そして「声」です。大切なのは発表の内容ですが、聴衆にわかりやすく伝え、研究を広め、医学に貢献するためにもその伝え方（＝プレゼンテーションスキル）が大きな役割を担います。

　正式な「プレゼンテーション」の場に限らず、患者さんやご家族への説明、病棟での発表などもプレゼンテーションの1つです。また、最近はネットやソーシャルメディアの普及から、発信・発表の場や媒体も多様になってきました。一般の方々の医学情報リテラシー向上のために情報発信している医師・医療従事者もいます。日本の医学のプロフェッショナルが、英語で海外に発信する力が大事になってきています。そんな中で、プレゼンテーションスキルはさまざまな場面で活きてきますので常にスキルを磨くことをおすすめいたします。

　ちなみに、学会などへの参加は記事や書籍の出版など、今後の仕事につながる可能性もありますし、人脈を築いたり、新たな人間関係を構築する機会にもなります。レセプションや懇親会、ソーシャルイベントにも積極的に参加されると良いでしょう。

　この章では、プレゼンテーションスキルの基本、スムーズに伝えるための表現、そして準備から本番までのポイントを紹介します。

## 伝え方の基本：プレゼンテーションの心構え

　口頭発表やプレゼンテーションはただでさえ緊張しやすいですが、英語となるとなおさら緊張してしまうのではないでしょうか。まずは、その緊張の原因を1つひとつ紐解いてみます。

### ● 人前で話す

　これを解消するためには「**場数**」「**経験**」「**慣れ**」です。経験を重ねても緊張が完全になくなることはないかもしれませんが、慣れや自信につながります。

### ● 忘れてしまう

　**練習**を重ねます。実際に声やボディランゲージを使っての練習を繰り返すことで自信につながります。練習をしたぶん、内容や流れが頭に入っているので、記憶から出しやすくなります。また、当日はメモやスクリプトがあっても問題ありません。丸ごと読み上げるのではなく、聴衆（オーディエンス）との**アイコンタクト**を心がければ、たまに手元の資料に目を下ろすのは問題ないでしょう。

### ● 質疑応答

　**アドリブ**が必要になる質疑応答が苦手な方は多いと思います。できることは、あらかじめ出そうな質問を想定して準備し、聞かれそうなことを最初から発表の中に含ませることです。そして答えられないときはごまかしたり、嘘をついたりせず、わからないと正直に伝えます。

### ● 英語力

　英語に対する**自信の低さ**が緊張の原因の大部分になっているのではないでしょうか。しかし、聴衆はあなたのプレゼン内容を聞きに来ているのです。あなたは研究や論文を代表する「声」です。**大切なのは内容**です。英語力を判断しに来ているのではありません。つまり完璧な英語は求められていないのです。実際、国や文化を越えて母語の異なる人が集まり活躍するグローバルな環境では、共通語が英語であっても、相手の英語が必ずしもネイティブレベルだとは限りません。さまざまな発音が飛び交い、それぞれの英語で発信し、ネットワークを広げ、活躍しています。「完璧な文法や発音」ではなく、**伝わる英語**での話し方に意識を向けてください。

## 伝えるための準備　その1：プレゼンテーションの準備

### ☑ プレゼンテーション準備のポイント

　プレゼンの準備をする上で大切なのは、know your audience — 聴衆を分析し、理解することであり、発表やメッセージの伝え方を調整することです。たとえば、聴衆のバックグラウンド（職業、役職）によって、「何を聞きたがっているか」「自分は何を伝え、説得したいのか」「どのようなメッセージの伝え方が効果的か」などを考えます。さらに、engage your audience（聴衆をもっと引き込み、アクティブに参加させる）するために声やボディランゲージ、資料などの効果的な使い方を考えます。

　学会によっては規定のフォーマットや構成が指定されている場合が多いです。特に 2019 年末に発生した COVID-19 パンデミックの影響で学会のほとんどがバーチャル（オンライン）での開催になった関係でプレゼンテーションの方法・ルールにも変化が出てきました。

　そこで、多くの場合で共通する基本的な要素や流れ、そしてバーチャルの場合のポイントを紹介します。このなかで伝え方を工夫すると、印象に残るプレゼンテーションになるでしょう。

### ☑ 話し方を調整する

　声というツールをうまく使います。大切な部分を強調し、比較的重要ではないところは軽く流すようにし、メッセージを明確かつ効果的に伝えます。

#### ● 声のボリューム（音量）

　マイクを使わない場合は部屋の後ろにいる人にも聞こえる声量で話します。そして、強調したいときや注意を引きたいときに合わせて声の強弱にメリハリをつけます。そうすることで聴衆は引き込まれて、ただ受け身の姿勢で聴くのではなく、アクティブに参加している意識になります。

#### ● トーン（声色）、ピッチ（音の高低）

　声の大きさと同様に単調になることを避け、話にメリハリをつけます。するとプレゼンが聞きやすくなり、聞き手を引き込みやすくなります。最後の言葉や語

尾が上がると発言ではなく質問のように聞こえ、自信がないように聞こえるので避けましょう。

### ● スピード

　練習よりも本番のほうが早く終わってしまった経験がある方もいらっしゃるのではないでしょうか。緊張すると早口になりがちなので、少しスピードを落とすことを意識してみてください。そのうえで、内容に合わせてスピードに変化を加えると効果的です。たとえば、重要な点や数字などのデータについて話すときは少しゆっくりと聞き取りやすいスピードにします。

### ● filler words（つなぎ言葉）を避ける

　言葉が思いつかないときや間を埋めるときに言いがちな um …, well …, uh …, like …, I mean, you know …など、つい口にしてしまう「つなぎ言葉（filler words）」はできるだけ避けます。日本語の「え〜っと」「あの〜」「その〜」「え〜」「やっぱり」などと同様で、意味や役割のない音や言葉です。頻繁に使ってしまうと、聞き手は内容に集中できなくなり、well や um の回数を数え始めてしまうことすらあります。また、考えがまとまっていない印象になり、発言の説得力にも影響します。少し考えたいときや、次の言葉が思い浮かばないときは、代わりに Let me see … や Let me think, …（そうですね…）を使うほうが洗練されてプロフェッショナルな印象です。

## ☑ ボディランゲージ

　ボディランゲージなど言葉以外の要素は、聞き手の第一印象の最大 90％を占めると言われます。聴衆との信頼関係を築く要素にもなります。英語に自信がなくても、文法の正しさに集中しすぎるよりも、伝え方やプレゼンの仕方に意識を向けると良いでしょう。

### ● アイコンタクト

　英語のコミュニケーションにおいて**アイコンタクト**はとても重要で、信頼、誠意、自信ともつながります。アイコンタクトを保つためにもスクリプトに頼り過ぎなくてよくなるように練習をしてそなえます。本番でメモ程度のものを使うのは問題ありませんので、できるだけ聴衆とアイコンタクトを保てるようにしま

しょう。「インデックスカードにキーワードを書いておく」という方法を高校時代に教わりました。練習を重ねると、キーワードを見ただけで内容が記憶から出てくるようになります。カードは小さいので聞き手から見ても目障りにはならず、紙よりも手元でガサガサと音を立てず、自然に視線を下ろしてキーワードを確認することができます。

また、スライドを見るために聴衆に背を向けて話すことも避けましょう。同時に、聴衆の全体ではなく 1〜2 名だけを見たり、参加者の頭上に視線を向けたりする方もいますが、これでは "engaging their audience" ができていないので避けたほうが良いです。

### ● 手の位置
後ろや前で組まず、自然に横に下ろします。指を意味なく動かしたり、持っている紙やペン、ジャケットの裾などに触れたりいじったりするのは聴衆にとって目障りで気が散ってしまうので避けます。後ろで手や腕を組むと自信がなく **in-secure（不安、不安定）**な印象になり、聞き手とのあいだに距離ができて信頼関係を築きにくくなります。反対に、手を前で組むと堅苦しい印象になり、聞き手に対してあまりオープンではない印象となります。両腕を組む姿勢も緊張をして壁をつくるような印象かもしれません。手のひらはオープンにすることで聞き手に **安心感を与えます**。

### ● ジェスチャー
話の内容や強調したいときに合わせて適度に使います。前述のようにプレゼン中、手をずっと横に置くのは堅くて不自然ですが、意味なく手を動かしていても聞き手の気が散ってしまいます。たとえば、First…, Second…, There are three things …などと言うときに指でその数を示す（見えるように顔の横の位置などで）、数値やレベルの上下を示すときは手のひらを下に向けて水平にして上下させるなどを取り入れてみてください。

### ☑ プレゼンの練習
時間内に終わるように練習を繰り返します。最初と最後はメモを見ずにできると、本番で聴衆とアイコンタクトが取れ、力強く印象的なプレゼンになります。

本番では緊張して早口になることも意識して練習します。人前で練習をしてフィードバックをもらうか、スマートフォンなどで全身が映るように録画してボディランゲージや動きもチェックすることをおすすめします。自分では気づきにくい改善点や、声やボディランゲージの癖や表情を確認することができます。Practice makes perfect. というように、何度も繰り返し練習すれば記憶から出てきやすくなり、自信にもつながります。

## 伝えるための準備　その２：オンラインのプレゼンテーション

8章「オンライン面接のポイント」(p. 178) もあわせて参考になさってください。

### ☑ 環境設定

数日前から前日までに安定したインターネット環境を確保し、パソコン、マイクなどデバイスが正常に動作することを確認します。その場になって慌てないよう、画面共有や動画再生など、資料を供覧する手順もひと通り確認しておくことも重要です。

また、前日に正常に動作していたとしても、「当日になって何らかの原因で起動しない」「動作がうまくいかない」ということは筆者自身何度も経験しています。せっかく練習して準備をしても、本番でトラブルがあってもたついてしまうと準備不足の印象になったり、信頼が薄れてしまうこともあるでしょう。

### ● 背景に気を配る

オンライン会議ソフトのバーチャル背景を使う場合は、その場に適切で無難な背景を選ぶこともプロフェッショナリズムとして大切です。バーチャル背景では、自分の顔が欠けてしまうことのないように、そしてとりわけ大切なプレゼンテーションの場合はグリーンスクリーン（緑の垂れ幕）を用意することも検討しても良いかもしれません。また、デザインも適したものを選びます。一般的にビジネスの場では、バーチャル背景を使わず、自然な白い壁などの背景のほうがより適切な印象で好まれる場合があります。その際は洗濯物や消臭スプレーなどが映りこむなど、生活感が出ることのないように注意しましょう。背景の音にも注意が必要です。スマートフォンの通知音やデスクトップの通知・操作音はオフにします。自宅からの配信であれば周囲の音でコントロールできる部分（洗濯機の

音、ペットの鳴き声など）はできる限り減らします。

## ☑ 練習あるのみ

オンラインの発表であっても練習は欠かせません。プレゼンの内容はもちろん、オンラインで行う際の手順もあわせてリハーサルすることをおすすめします。Zoom や Teams には録画機能があり、無料の個人アカウントでも自分がプレゼンテーションをする様子を録画してダウンロードすることができるので、練習に役立ちます。

## 伝えるための表現の工夫：スムーズなプレゼンテーション

### ☑ Greeting and Introduction：挨拶、イントロダクション

ここからは、プレゼンで使う表現を進行の順番に沿ってみていきましょう。まずは挨拶からです。プレゼンの冒頭で発表者とプレゼンの第一印象が決まり、やり直しができないためスムーズでインパクトのある始め方を目指したいところです。

● 挨拶と自己紹介

▶ Good morning. My name is Yuka Sato. I'm a Gastroenterology physician（fellow）at the School of Medicine at Tokyo Metropolitan University.
おはようございます。東京都医科大学、消化器内科医（専攻フェロー）の佐藤優香と申します。

▶ Hello. I'm Yuzo Takeda. I'm an internist（an internal medicine resident）at Cleveland General Hospital.
こんにちは。武田祐三と申します。クリーブランドジェネラルホスピタルの内科医（内科レジデント）です。

▶ My name is Mika Asano, and I am a second-year intern at the Clinical Intern Program at Kowloon Medical Center in Hong Kong.
香港の九龍メディカルセンター、インターン2年目の浅野美香です。

▶ My name is Kei Yamada. I'm a clinical fellow in the Department of Family Medicine at the Boston University Hospital. Thank you for the opportunity to give a presentation today.
ボストン大学病院家庭医療科でクリニカルフェローをしております、山田圭と申

します。本日はプレゼンテーションを行う機会をいただきありがとうございます。

▶ My name is Takahiro Ikeda. I'm in my fourth year of training in the Department of Gastroenterology and Hepatology at Kyushu Medical University. I'm going to talk about a study we conducted in 2020.

池田隆弘と申します。九州医科大学消化器・肝臓内科の4年目の医師です。本日は2020年に実施した研究についてお話しいたします。

## ●紹介されたとき

【伝わらない例】

▶ This is Yuka Sato, who was just introduced.

今紹介いただきました、佐藤優香です。

＊「紹介に預かりました」は英語では言わない。また、紹介を受けたのにも関わらず再び名前と肩書きを述べるのは紹介が不十分であったかのように捉えられ失礼にあたる。

【伝わる良い例】

▶ Thank you for the introduction.：ご紹介ありがとうございます。

## ●感謝を述べる

▶ I'd like to thank the foundation for giving me the opportunity to speak today.

本日講演（プレゼンテーション）の機会をくださった財団に感謝申し上げます。

▶ First of all, I would like to thank Professor Paul Smith and the members of the organizing committee for their invitation.

最初に、ご招待いただいたポール・スミス教授と委員会のみなさまに感謝を述べたいと思います。

＊口頭では I would を I'd と省略したほうが自然に聞こえるが、どちらでも良い。

▶ I'd like to thank the organizer for selecting our work for a presentation.

私どもの研究を選んでいただいた主催者の方々に感謝申し上げます。

▶ I'd like to thank the organizing committee for the opportunity to speak to you today.

発表の機会をくださった主催者のみなさまに感謝申し上げます。

＊冒頭で運営側に簡単な感謝の言葉を述べる。

▶ It is a great honor to have this opportunity to give a presentation at this conference.

このカンファレンスで発表する機会をいただき大変光栄に思います。

● トピックの紹介

▶ Today, I'd like to talk about ….
　今日は…についてお話しします。

▶ I'd like to present our latest work on the Phase 3 clinical trial (study) of branch retinal vein occlusion.
　網膜静脈分枝閉塞症の第3相臨床試験の最新の研究についてお話しいたします。

▶ In my presentation, I'd like to share with you ….
　このプレゼンでは…について共有したいと思います。

▶ The topics of my presentation are the following. First, I will talk about X. Then, I will discuss Y. Lastly, I will talk about Z.
　プレゼンテーションのトピックは次の通りです。まず、X についてお話しします。次に Y について、そして最後に Z についてお話しします。


● 目　的

　研究や発表の目的と大切さを述べ、これまで発表された研究とまだ解明されていない点、問題点などを挙げます。さらに、今回の研究で解明した（したい）ことを説明します。

▶ This study shows ….
　＊口頭発表では「論文」ではなく「研究」について述べるほうが自然であり、This paper shows …. とは言わない。

▶ The purpose of my presentation is ….
　このプレゼンテーションの目的は…。

▶ This study shows a unique finding that ….
　この研究では…という独自の発見がありました。

▶ This is a critical problem, and we need to solve it as soon as possible.
　これは危機的（重大）な問題であり、早急に解決しなければいけません。

▶ This is the first report that shows the effects of X on Y.
　X が Y に与える影響（効果）について提示している初めての報告です。

▶ Several previous studies have suggested X, but as far as we know, our study is the first and largest to demonstrate (show) X to date.
　過去の複数の研究が X だと示唆しましたが、われわれの知る限り、この研究は X であることを示す、史上初かつ最大規模のものです。

▶ Our study is significant because ….

この研究は…のため重要です。

▶ My goal in this presentation is to help you understand the importance of X in ….

私の目標はこのプレゼンテーションを通してみなさんが…における X の重要性についてより理解を深めることです。

● アウトライン、ロードマップ

プレゼンの全体図が見えるように概要を示します。「聞き手は何を聞けるか」そして「どのような点に注目すべきか」がわかり、流れをフォローしやすくなります。時間配分や質問を受けつけるタイミングなども述べると、「質問は最後まで待つべきか」などと迷うことなく内容に集中できます。

▶ My presentation is divided into four parts. First, I will talk about …. Then, I'll talk about ….

この発表は 4 部にわかれています。まず、…についてお話しします。次に…についてお話しします。

▶ I'd like to cover three topics in my presentation. First, I'll take about ten minutes to give an overview of X. Second, I'll talk about Y. Third, I'll discuss Z. Finally, I will leave about five minutes for questions.

このプレゼンテーションでは 3 つのトピックについてお話しします。最初の 10 分ほどは X の概要についてご説明します。続いて Y について、そして 3 つ目に、Z についてご説明します。最後に質疑応答のために 5 分ほどお時間をとります。

▶ Please feel free to ask questions at anytime.

ご質問などありましたら、いつでもお声がけください。

▶ I'd be happy to take questions before the break and at the end.

休憩の前とプレゼン（発表）の最後にご質問を承ります。

▶ I will open it up to questions at the end.

最後に質問をお受けします。

● 利益相反 （Conflict of interest）

▶ This is the disclosure of my conflict of interest relevant to this presentation.

この発表の利益相反を開示します。

＊スライドに表示し、そちらを指差すなどしながら言う。

▶ I do not have any disclosures.

　利益相反について、開示することはありません。

☑ **本論を述べる：研究・調査内容、データ、例、論点など**

　本論としては、オープニング、背景（**background**）、研究手法（**methods**）、解析結果（**results**）などを説明します。論文などの文章をそのまま口頭で読み上げないように気をつけましょう。「書き言葉」と「話し言葉」の英語は異なり、文章とその発表でも異なります。発表向けの言葉遣いを意識し、**つなぎ言葉**（1章, p. 8 参照）などでスムーズな流れになるようにしましょう。

● **研究の背景・導入**

▶ I'd like to start by ….

　…から始めたいと思います。

▶ First, let's look at the background of X.

　最初に X の背景を見ていきます。

▶ A retrospective study using case-control analysis was reported on X.

　症例対照分析を使用した後ろ向き研究が X に報告されました。

▶ The first guideline for X treatment in Japan was published in 2017.

　2017 年に日本で初めて X 治療のガイドラインが発表されました。

▶ Recently, X testing has gained a lot of attention in Japan. This is because ….
　However, ….

　最近 X 検査法が日本で注目を集めており、背景には…があります。しかし、…。

▶ Now, let's examine the results from the case study.

　それでは、事例研究の結果を見てみましょう。

▶ This study showed that the administration of liraglutide was highly effective for patients with type 2 diabetes.

この研究では、リラグルチドの投与が2型糖尿病患者に高い効果があることを示しました。

▶ The success rate is significantly higher than that in previous studies.

この成功率は、過去の研究に比べて有意に高いものです。

● 先行研究・論文について言及する

【伝わらない例】

▶ Takahashi et al. concluded that ….

　　＊ et al. は論文で記載する表記方法だが、口頭では言わない。

【伝わる良い例】

▶ Takahashi and the co-authors of a study concluded that ….

高橋および共著者の研究では…であるという結論にいたりました。

● ポイントを強調する

▶ I'd like to highlight two points in this study.

この研究から2つのポイントをハイライトしたいと思います。

▶ This is important because ….

このことが重要な理由は…。

● スライドのデータを説明する

▶ As this graph shows, ….

このグラフが示す通り、…。

▶ What you see here is the X.

ご覧いただいているのはXです。

▶ This graph illustrates the rise in the incidence of X.

このグラフはXの発生率の上昇を示しています。

▶ The solid line shows the amount of ….

この実線は…の量を示しています。

▶ The dotted line [with triangles] shows ….

この（三角付きの）点線は…を示しています。

▶ The shaded areas indicate ….

網掛けの範囲は…を示しています。

▶ This means that ….

これは（つまり）…ということになります。

▶ As you can see, the number of X increased by 15% from 2018 to 2019. On the other hand, the number showed a decrease in 2020, which is shown by the dotted line with triangles.

こちらでご覧いただけますように、2018 年から 2019 年にかけて X の数（数値）が 15%増加（上昇）しました。一方で、三角付きの点線が示すように、2020 年には減少（低下）しました。

▶ This downward trend is attributable to X.

この減少傾向は X に起因しています。

▶ 10 m（「テン・エム」と発音する）　→　▶ 10 meters

▶ 10 ml（「テン・エムエル」と発音する）→　▶ 10 milliliters　　＊数値のユニットは言葉として述べるようにする。

● **Discussion**（ディスカッション）

研究の strengths（強み）および weaknesses（欠点）、limitations（限界）を説明します。

研究発表で一番突っ込まれやすい部分ですのであらかじめ開示し、対応できるように準備すると安心です。

▶ Let's move on to the discussion.

では、議論（考察）に移りましょう。

▶ The strength（weakness）of this study is that ….

この研究の強み（弱み）は…。

▶ This study has several limitations.

この研究はいくつかの制限があります。

## ☑ Conclusion：結論、締めくくり

結果を簡潔に述べ、考察や今後の研究につながる点を述べます。

● 結　論

▶ In conclusion,：つまり・結論として

▶ In summary,：つまり・要点をまとめると

▶ I will summarize the main points of my presentation.
プレゼンテーションの要点をまとめます。

▶ As a result of these findings, I'd like to propose that ….
これらの結果をもとに、…をご提案したいです。

▶ There are still several problems remaining, which we have to overcome.
まだ乗り越えなければならない問題が複数残っています。

▶ I'd like to make several suggestions.
いくつかご提案をいたします。

● 感　謝

▶ Thank you for your attention.
お聴きくださりありがとうございました。
＊「ご清聴ありがとうございます」の直訳はなく、同等の言葉は不要。

▶ Thank you for attending this presentation today.
本日はご出席いただきありがとうございました。

▶ Thank you for taking time to hear my presentation today.
本日はお越しいただきありがとうございます。

● 謝　辞

共同研究者全員の名前をスライドに記載します。金銭的サポートを得た場合は
その組織・企業・機関を明記します。口頭で読み上げる必要はありませんが、以
下のようなひとことがあると良いでしょう。

▶ I'd like to thank everyone who has contributed to this research (study).
この研究に貢献（お力添え）いただいたみなさまに感謝申し上げます。

- **参考文献**

▸ The references are shown on this slide.

参考文献・資料はこのスライドの通りです。

## 伝え方の実践　その１：スムーズなプレゼンテーション

　流れをスムーズに進めるフレーズを数パターン覚えておくと便利です。提示したロードマップ上の「ナビゲーション」の役割になります。これらのフレーズを聞くと、トピックが移ったり、例を提示したりするシグナルになり、聴衆は聞くべきポイントに集中できます。

### ☑ つなぎ言葉

　以下のつなぎ言葉の例については、１章の「3.『つなぎ言葉』で流れをつくる」（p. 8）を参照ください。

- **順番を明示する、トピックを切り替える**

【伝わらない例】

▸ And, …. / But, …. / So, ….

　＊プレゼンテーションではセンテンスを上記の言葉で始める頻度を減らし、より具体的に前の発言とつながるような言葉を用いるほうがスムーズでプロフェッショナルなイメージ。良い例は以下の通り。１章の「英語の丁寧さを調節する方法」（p. 6）も参照。

【伝わる良い例】

▸ First, …. Second, …. Third, …. Fourth, ….
　まず（最初に）…、次に（２つ目に）、３つ目に、４つ目に…。

▸ Firstly, …. Secondly, ….：最初に…、次に…。

▸ Then, [I will talk about / I will discuss] ….
　では、（…についてお話しします）。

▸ Next, [I will talk about / I will discuss] ….
　次に、（…についてお話しします）。

▸ Finally, ….：最後に…。

▸ Lastly, ….：最後に…。

▸ First, I'd like to talk about ….：まずは（最初は）…についてお話しします。

▶ Next, I will talk about ….：次に、…についてお話しします。

▶ Now, let's look at ….：では、…を見ていきましょう。

▶ Now, let's turn to ….：では、こちらに目を向けましょう。

▶ In addition, ….：さらに、それに加えて、…。

▶ Because of this, ….：それにより、そのため…。

▶ In other words, ….：言い換えると、要するに…。

▶ This means that ….：つまり（…という意味です）。


● 比較する

▶ In contrast, ….：反対に…。

▶ On the other hand, ….：その一方で…。

▶ In comparison with ….：…と比較すると。

▶ In contrast with A, B is ….：A と反対に B は…。


● 例を挙げる

▶ For example, ….：たとえば…。

▶ As an example, ….：例としては…。

▶ To give an example, ….：例を挙げますと、…。

▶ Let's look at an example.：例を見てみましょう。

▶ In this case, ….：この場合は…。


● 結果を説明する

▶ For this reason, ….：その理由で、それにより…。

▶ As a result, ….：結果として…。

▶ Because of this, ….：これにより…。


● データや図を参照する

▶ As you can see on this slide, ….：スライドにあります通り、…。

▶ As the graph shows, ….：このグラフが示している通り、…。

▶ According to the data [our findings/this study/the study by X] ….
このデータ（我々の調査結果/この研究、調査/X の研究、調査）によると…。

▶ Our data shows ….：（我々の）データが示すのは…。

▶ Based on our findings, …. : （我々の）研究結果によると、…。

● 説明するときの言い出しフレーズ

▶ Another subject I would like to discuss is ….
　もうひとつお話ししたいテーマは…です。

▶ I'd like to elaborate on ….
　…について、より詳細に説明いたします。

● プレゼンテーション中のひとこと

▶ Please feel free to ask questions during the presentation.
　質問がありましたら、プレゼンの途中でもお気軽にお聞きください。

▶ I'd just like to quickly check the time.
　ちょっと現在の時間を確認させてください。

　＊スマホや時計を度々気にしたり、目線が下に行ってしまったりするとあまり印象が良くない。この
　　ようなひとことがあると聴衆は安心でき、良い印象を受ける。

● スライドを変えてもらう

▶ Next slide, please. : 次のスライドをお願いいたします。

　＊速やかでスムーズに進むよう短くて丁寧なひとことで十分。

☑ 質疑応答

● 質問を受ける

▶ I'd be happy to take questions at this time.
　ここでご質問をお受けいたします。

　　＊「よろこんで」のニュアンスであり、Any questions? より丁寧。

▶ I'd be happy to take any questions [now].
　（では、）質問をお受けしたいと思います。

▶ Does anyone have any questions [up to this point]?
　（ここまでで）何かご質問ございますか？

▶ I'd like to open the floor for questions now.
　質問を受けつけたいと思います。

▶ Please let me know if I can clarify anything.
　何かご不明な点（明確にするべき点）がありましたらお知らせください。

▶ That's the end of my presentation, and I'd be happy to take questions.

これでプレゼンテーションは終わりますので、ご質問を承ります。

▶ We have about five minutes left, and I'd be happy to take some questions.

あと5分ほど残っていますので、ご質問を承ります。

● 質問に答えられない

事前に質問を想定して準備することは必要ですが、明確に答えられない場面もあるかもしれません。そのような場面で、I don't know.（わかりません）とだけ言って終わらせたり、ごまかしたり、正しくない回答をすることは避けたいです。**正直にわからないと伝え、可能であればわかっていることをもとに部分的に答える、自分の意見や考えを述べる、あるいは調べてあとで連絡する**といったアプローチが良いでしょう。フォローアップする、追って回答するなど、次につなげるアプローチは誠意が伝わり、信頼感を得られます。

▶ Thank you for your question. I'm afraid I don't have the answer right now, but ….

ご質問ありがとうございます。あいにく今はお答えすることができないのですが、…。

▶ Let me see ….：そうですね…。

▶ Please let me think for a moment.

少々考える時間をください。

＊ filler words で間を埋めるのは避ける（2章、p. 16 参照）。

▶ I'm afraid I don't have the answer [to that].

恐れ入りますが、（それについては）わかりません。

▶ I'm not able to answer that in full, but I can offer a partial answer to that.

完全な回答をすることができないのですが、部分的にお答えできます。

▶ Please allow me to confirm this and get back to you later.

確認してあとで回答をご連絡させてください。

▶ I'm afraid I couldn't understand your question completely. Could we meet after the presentation? I'd be happy to address your question then.

恐れ入りますが、ご質問を完全に理解できておりません。発表後にお話しする機会をいただけますでしょうか。そのときにお答えできればと思います。

▶ Unfortunately, we don't have data on X. However, that's an important point, and we'll look into it.

恐れ入りますが、X についてのデータがありません。しかし、とても大事な点

ですので調べたいと思います。

▶ That is a great question. I don't have the complete answer to that right now, but I can give a partial answer to that, which is ….

良い質問ですね。あいにく今は完全な（完璧な）回答ができず、部分的な回答にはなってしまいますが、…。

* That's a good (great) question. は、文字通りの意味もあるが、「鋭い点ですね」「鋭いところをつきましたね」「良い点ですね」というニュアンスも含む。答えを用意していなかった、難しい質問だった、検討していなかったなどの理由で、すぐに答えられないときにも使う。That's a great question. Let me see …. などと考えて、時間稼ぎをすることもできる。

▶ Thank you for bringing that up.

その点を（話に）挙げていただきありがとうございます。

● 相手の質問を繰り返す

　聴衆から質問が挙がったら、答える前にその質問を繰り返すか、言い直すアプローチもおすすめです。聞き取れなかった人は質問内容を聞き直すことができますし、繰り返すことによって発表者も頭の中で考えや答えをまとめる余裕が生まれます。

▶ Let me repeat the question in case others couldn't hear.

ほかの人が聞こえなかったときのために、質問を復唱します。

## ☑ スライド作成のポイント

● 内容は1スライド1ポイント・1メッセージ

　スライドはメッセージを伝えるツールですが、あくまでも visual aid（視覚資料）です。"aid" という言葉を用いている通り、プレゼンを視覚的に「サポートする」ツールです。スライドにたくさん情報をのせてしまうと聴衆にとって読みづらいうえに、話し手の考えがまとまっておらず重要なポイントが絞りきれていない印象になります。長くても1スライド6〜8行に納め、情報過多は避けましょう。

● テーブル、グラフ、figures

　データを視覚的かつ効果的に伝えるために有効なツールです。引用であれば文献を記載することを忘れないようにしましょう。

● スライドのタイトル・キーワード

わかりやすくて簡潔なタイトルやキーワードを使うと効果的です。以下はその一例です。

▶ Background：背景
▶ Method：方法、手法
▶ Outcome(s)：結果
▶ Results：結果
▶ Highlights：ハイライト
▶ Discussion：考察
▶ Key Takeaways：キーとなる点や結論
▶ Key Findings：重要な調査結果、発見、所見
▶ Recommendations：提言
▶ Summary：まとめ、要約
▶ Snapshot [of X]：概略
▶ Breakdown [of X]：概要、分析結果
▶ Successes：成功点、成果
▶ Appendix：付録（資料）、補足（資料）

＊スライドの最後に参考として図やグラフ、参考資料などを記載する。

● 略　語

最初に登場するときはフルで記載し、略語をカッコ内に記載します。

▶ CHF（congestive heart failure）　→　▶ congestive heart failure（CHF）

● レイアウト

間隔のあけ方にも注意をします。細かいところの正確性が大事なのはもちろんですが、相手に見やすくするための気配りでもあります。

▶ 8：00am　　　→　　　▶ 8：00 a.m.
▶ 80ml　　　　→　　　▶ 80 ml

● スライドデータのバックアップ

外部の会場の場合、主催者にファイルを送ったとしても、「現地でファイルが開かない」「スライドに問題が判明する」などのトラブルが生じる可能性はあります。筆者も次のような経験があります。

・現場でスライドを開いたら部分的に文字化けのようになっていた（システムが異なり、フォントが対応していなかった可能性）
・当日、主催者から「スライドに誤植がある」と連絡があり、プレゼン前に家に戻り、大慌てで訂正したものを再送信した
・会場でスライドを表示したら、パワーポイントのバージョンが違い、表示できるサイズ［(例) ワイド 16：9、標準 4：3］が違ったため文字や図がスライドから溢れたりずれたりしてしまった（社内だったため席に戻って慌てて調整した）

● 早めに到着して機材チェックを行う

　これらのトラブルによって焦って気持ちに余裕がなくなると、伝えたいメッセージが飛んでしまい、大事な発表自体にも影響してしまいます。可能であれば早めに現場に到着し、機材や資料のチェックをひと通り行い、問題がないことを確認すると安心です。

## 伝え方の実践　その 2 ：ポスタープレゼンテーション

### ☑ ポスタープレゼンテーションのポイント

● フォーマット

　フォントは Serif が読みやすく、サイズは 2 メートルほど遠くにいても読める大きさにします。ただし具体的な指定がある場合は、そちらの指示に従ってください。

● スタイル

　**太文字**、**下線**、**色**で強調します。色は数種類に限定し、使い方を統一させます。また、間隔のあけ方なども統一させます。

● 発　表

　異なるタイミングで訪問者が立ち寄ります。あとから来た方が待っているようでしたら、声をかけると親切です。

▶ Hello, my name is Erica. I'll be right with you.
こんにちは、恵梨香と申します。すぐにお伺いします。

▶ (現在話している相手に) Just a moment, please. (少々お待ちください)。(立ち寄った人に向けて) Hi, I'm Emi, and I made this presentation. (こんにちは、このプレゼンテーションを作成しました、恵美と申します)。

# Chapter

## 3

# 外来診療

　外来診療は患者さんとの first contact の場でもあり、医師や医療従事者に対する最初の印象がその後のコミュニケーションに影響を与えます。たとえば症状や病歴を聞き出すことに集中してしまうと、意図せず失礼な物言いに聞こえてしまったり、それによって信頼を得られなくなることもあるでしょう。医師個人の第一印象が決まるだけでなく、所属する医療機関全体への印象や診察内容・対応への満足度、さらには治療との向き合い方にも影響しかねません。

　ただし、外来で使用する医学英語の表現は難しくなく、バリエーションも限られています。そこへ丁寧な表現を少し心がけるだけで、患者さんに与える印象は大きく変わります。
　本章では、外来診療における医学英語の表現とマナーを紹介します。

## 伝え方の基本：外来診療でのコミュニケーション

### ☑ 気遣いには非言語も大切

● 推奨されるマナー

・アイコンタクトをとる（電子カルテ、検査画像ばかり見ない）
・フルネームで名乗る（相手が聞き取れるようにゆっくり述べる）
・相手の名前を呼ぶ
・話を聞く、聞く姿勢を保つ
・笑顔・やわらかい表情を心がける

外来診療では、上記のように非言語コミュニケーションにも気を配ります。

患者さんの表情や気持ちの変化にも気を配り、**empathy**（共感）を示して適切に対応することも患者さんの**安心感や信頼感**につながります。当たり前のことのようですが、こうした積み重ねが患者さんからの情報開示や、服薬や生活指導の順守といった治療（方針）への協力的な姿勢を導き出し、良好な経過そして患者さんの**満足度**につながります。また、ときおり患者さんの名前を呼ぶと「個人として対応してくれている」という安心感もうまれます。

## 伝えるための表現の工夫：場面別の丁寧なコミュニケーション

### ☑ 患者の受け入れ：挨拶や自己紹介

● 初診で自己紹介をするとき

▶ Hello, Ms. Woods. My name is Dr. Emi Hayashi.
こんにちは、ウッズ様。医師の林恵美と申します。

▶ Good afternoon, Mr. Newman. I'm Dr. Hide Fujii.
こんにちは、ニューマンさん。藤井ヒデと申します。

▶ Good afternoon. Could you tell me your name, please?
こんにちは。お名前をいただけますか？

▶ Good morning. Just to confirm, may I have your name [and date of birth], please?
おはようございます。確認のため、お名前（と生年月日）をいただけますか？

【伝わらない例】

▶ What's wrong with you? ：何が問題ですか？

　＊患者さん本人に問題があるようなニュアンス。問題を起こした人を「何しているの？」と非難するときのように聞こえる。

▶ What's the matter with you? ：あなたどうしたのですか？

　＊「あなた、何が問題なの？」のニュアンス

【伝わる良い例】

▶ How can I help you? ：いかがなさいましたか？

▶ What brings you in today? ：本日お越しいただいた理由は何ですか？

▶ What can I do for you today? ：本日はどうされましたか？

▶ What seems to be the problem? ：気になるところはありますか？

▶ What concerns are you having? ：気になることはどのようなことですか？

● 再診の場合

▶ How are you today? ：本日は（調子は）いかがですか？

▶ How have you been? ：その後、いかがでしたか？

▶ Have the symptoms improved? ：症状は改善されましたか？

▶ Do you have any other signs or symptoms? ：ほかの症状はありますか？

▶ Has there been any changes since your last visit?
　前回いらっしゃってから、何か変化はありましたか？

▶ Has the pain worsened, or has it gotten better?
　痛みは悪化しましたか、それとも良くなりましたか？

▶ Are the symptoms getting better, getting worse, or the same?
　症状は良なっていますか、悪くなっていますか、それとも変わりないですか？

# ☑ 問診：OPQRST を活用する

　患者さんの presenting complaint（来院理由となる症状）については、OPQRST に沿って次のような英語表現で質問します。

## ● O：Onset（発症機転）

▶ When did the pain start?：いつ頃痛み始めましたか？

▶ When did you first notice the symptom（s）?
最初に症状に気がついたのはいつですか？

▶ What were you doing at that time?
痛みが始まったとき、何をしていましたか？（どのような状況でしたか？）

▶ Did your pain start suddenly or gradually?
痛みは急に始まりましたか、それとも徐々にですか？

## ● P：Provocation / Palliation（増悪・寛解因子）

▶ Has anything made the pain better?
何か痛みを軽くする（やわらげる）ことはありましたか？

▶ What seems to make your pain better or worse?
何か痛みを軽くしたり、強くする要因はありますか？

▶ Do you have any idea of what provoked（relieved）your pain?
痛みが起きた（消えた）きっかけに心当たりはありますか？

## ● Q：Quantity / Quality（程度・性質）

▶ Could you describe the pain（symptom, discomfort）for me?
どのような痛み（症状、違和感）か、説明していただけますか？

▶ Could you tell me what it feels like?：どのような感覚ですか？
＊「痛み」などに限定しないオープンな聞き方。

▶ How would you describe the pain?：どのような痛みですか？

痛みの表現方法はさまざまですが、患者さんはすぐに思いつかないかもしれません。以下のように例を挙げると親切です。

▶ For example, is it a（…）? ：たとえば、（…）ですか？

以下に上記例文の（…）内に入る表現の例を紹介します。

▶ throbbing pain：ズキズキする痛み
▶ stinging pain：ヒリヒリする痛み
▶ sharp pain：キリキリする・鋭い痛み
▶ dull pain：鈍い痛み
▶ stabbing pain：キリキリする・刺すような痛み
▶ tingling sensation：チクチクする感覚
▶ constant（persistent）pain：継続的な痛み

● **R：Region / Radiation（部位・放散痛）**

▶ Could you point to where it's most painful?
　一番痛みがあるところを指差していただけますか？
▶ Does the pain move（spread）anywhere else?
　痛みは別のところに移動したり（広がったり）しますか？

● **S：Severity（強さ）**

▶ How strong is the pain? ：痛みはどれくらい強いですか？
▶ How bad is your pain（discomfort）? On a scale of 0 to 10, with 10 being the worst?
　10 が最もひどいとすると、痛み（不快感）は 0～10 のあいだでどの程度ですか？

● **T：Time course（経過）**

▶ How long have you had the pain（symptoms）?
　どれくらいのあいだこの痛み（症状）がありましたか？
▶ How often does the pain return? ：どれくらい頻繁に痛みますか？
▶ How long does the pain last? ：痛みはどれくらい長く続きますか？
▶ Have you had this pain（these symptoms）before?
　以前にもこのような痛み（症状）が出たことはありますか？
▶ Is the pain non-stop, or does it seem to come and go?

常に痛みますか、それとも波がありますか？

▶ Are the symptoms getting better, getting worse, or the same?
症状は良くなっていますか、悪くなっていますか、それとも変わりないですか？


## ☑ 病歴、アレルギー、服用中の薬、生活習慣などを聞く

● 病歴、アレルギー、服用中の薬を聞くとき
以下のような質問内容はスタンダードなため、簡潔に聞いていきましょう。

▶ Have you had this (similar symptoms) before?
以前にも（似た症状は）ありましたか？

▶ Do you have any allergies? ：アレルギーはありますか？

▶ Are you allergic to any medications? ：薬にアレルギーはありますか？

▶ Are you taking any medications? ：何か薬は飲んでいますか？

▶ Are you taking any supplements? ：サプリメントは飲んでいますか？

▶ Are you taking anything for the pain (discomfort)?
痛み（不快感）のために何か薬などを服用されていますか？

▶ Are you currently being treated for any other illness?
現在、ほかの病気の治療を受けていますか？

▶ Have you had any major illnesses, such as diabetes, stroke, or heart disease?
今までに糖尿病、脳卒中、心臓病などの大きな病気をされたことはありますか？

▶ What medical conditions have you had?
これまでにどのような病気をされましたか？

▶ Have you ever had any major injuries?
今までに大きな怪我をされたことはありますか？

▶ Have you had surgery or other procedures?
手術や処置を受けたことはありますか？


● 家族歴を聞くとき

▶ Has anyone in your family had similar symptoms?
ご家族に同じような症状があった方はいますか？

▶ Does your family have a history of any illnesses or conditions such as cancer, diabetes, high blood pressure, heart attack, heart disease, Alzheimer's, blood clots or strokes, epilepsy, tuberculosis, mental illnesses …?

ご家族に次のような病気や症状のあった方はいますか？　たとえば、がん、糖尿病、高血圧、心筋梗塞、心臓病、アルツハイマー病、血栓や脳卒中、てんかん、結核、精神疾患など…。

▸ Are you currently pregnant? ：現在妊娠されていますか？

▸ Are you nursing? ：授乳中ですか？

▸ Have you or anyone in your family returned from overseas travel in the past X days（weeks/months）?
あなたやご家族に、過去X日(週/カ月)以内に海外から帰国された方はいますか？

● 生活習慣を聞くとき

▸ Do you have any problems urinating?
排尿に問題はありますか？

▸ Have you noticed any changes in the color of your urine?
尿の色に何か変化はありましたか？

▸ Has there been any changes in your appetite?
食欲に変化はありましたか？

▸ Has there been any changes in your weight recently?
最近体重に変化はありましたか？

▸（yes の場合）Was that intentional or unintentional?
それは意図的なものでしたか？

▸ Has there been any changes in your sleeping pattern?
睡眠パターンに何か変化はありましたか？

▸ Are you currently working? ：現在働いていらっしゃいますか？

▸ What type of work do you do? ：どのようなお仕事をなさっていますか？

▸ Do you exercise?（yes の場合）What do you do and how often?
運動をされていますか？　何をどのくらいの頻度で行っていますか？

▸ Do you smoke?（yes の場合）How many cigarettes per day?
タバコは吸われますか？　1日に何本くらい吸われますか？

▸ Do you drink alcohol?（yes の場合）How much, and how often do you drink?
お酒は飲みますか？　1回の量と、その頻度はどのくらいですか？

▸ Do you use any recreational drugs?
ほかにドラッグや薬物など使用しているものはありますか？

▶ （yes の場合）What type and in what amounts?

どのようなものを、どのくらいの量使われますか？

▶ Do you drink caffeine? ：カフェイン飲料は飲みますか？

＊エナジードリンクも含む。

▶ （yes の場合）How many cups a day? ：1 日に何杯くらい飲みますか？

● **Sexual History**（性交歴）を聞くとき

Sexual history は医師でも「聞くのに緊張する」「聞くのが難しい」と感じる方が多い項目です。

▶ I am going to ask about your sexual history. This is a routine question I ask all my patients.

次に性交歴について伺います。これは患者さんみなさんにお聞きしていることです。

上記のように前置きをしたうえで、以下のように続けます。

▶ Are you sexually active?　With men, women, or both?

最近、性行為はありましたか？　相手は男性、女性、それとも両方でしょうか。

▶ Do you use protection?　What do you use?

避妊はしていますか？　何を使っていますか？

▶ Have you ever had a sexually transmitted disease?

性感染症にかかったことはありますか？

---

**米国で活躍する日本人医師・百武先生からのアドバイス**

　Sexual history について聞く際、医療者が緊張したりくちごもったりすると、患者さんも身構えてしまうので、いたってカジュアルに聞くのがポイントです。また、これらの質問をするときはあえて視線を外してあげたほうが患者さんも答えやすいでしょう。

---

☑ **診察（診察や検査の説明をする、指示・依頼をする）**

● 指示・依頼をするとき

【伝わる良い例】

▶ Please take off your shirt. ：上半身の服を脱いでください。

▶ Take a deep breath. ：深呼吸してください。

▶ You need to have a blood test.：血液検査が必要です。

▶ Let's do some tests.：いくつか検査をしましょう。

　上記のような表現はスタンダードで、「please＋動詞」でも特に失礼なニュアンスにはなりません。リクエスト形式のほうがより丁寧ですが、何かを指示するたびに Could you please take off your shirt?　Could you please take a deep breath? Could you … ？というのは少しくどく聞こえてしまうため、全体のバランスをとります。

【伝わるより良い例】

▶ Could you please …?：…していただけますか？

　次のようなパターンをほかの場面でも応用してみてください。

▶ Could you hold out your right hand for me, please?：右手を出していただけますか？

▶（腕を差し出したら）Good, thank you.：はい、ありがとうございます。

▶ Could you please take off your shirt?：シャツを脱いでいただけますか？

▶ Please remove your glasses and all of your jewelry.
　メガネとジュエリーなどを全て外してください。

▶ Please take off your clothes [completely, from the waist up/down].
　（完全に、上半身・ウエストから上/下半身・ウエストから下の）洋服を脱いでください。

▶ Could you please change into this gown?：このガウンに着替えていただけますか？

　「お掛けください」を丁寧に言うときは以下の表現を用います。

▶ Please sit.：座って（座ってください）。

　→ ▶ Please have（take）a seat.：お掛けください。

　実際には Please sit も使われることがありますが、少々命令調に聞こえます。下のような表現にすると丁寧で良い印象になります。


● 検査の準備をするとき

▶ I'd like to order an ultrasound for the kidneys to check if it shows anything that might be causing your symptoms.
　腎臓の超音波検査を依頼して、症状の原因となるものがみつかるか確認したい

と思います。

▶ The test is very simple and easy. No needles or incisions.

この検査はとてもシンプルで簡単です。針を刺したり切開の必要はありません。

▶ The examination has minimal risks. It doesn't use radiation, and it is safe to use during pregnancy.

この検査のリスクは小さいです。放射線は使用しませんし、妊娠中の方にも安全です。

▶ You will need to fast for 9 hours before your exam.

検査の 9 時間前から食事を控えてください。

▶ Please don't take any medication for 12 hours before the exam.

検査の 12 時間前から薬は服用しないでください。

▶ The results will be available in a week. Let's schedule a follow-up appointment for October 9th. Does that work for you?

検査結果は 1 週間後にわかります。10 月 9 日に再診の予約を入れましょう。ご都合はいかがですか？

▶ I'd like to see you one week from now to discuss the results. Would that be OK with you?

検査結果を見るため、1 週間後に来ていただきたいです。よろしいですか？

## ☑ 結果報告（明確で配慮のある伝え方をする）

説明はわかりやすい言葉で、相手が受け取りやすい形で届けます。

### ● 検査後の説明をするとき

▶ Your test shows …. We might need some more blood tests to collect more data.

検査からは…ということがわかります。もっとデータを取るために追加の血液検査が必要かもしれません。

▶ It might be best to have an MRI just to be sure.

念のため MRI 検査を行ったほうがいいかもしれません。

▶ Based on the results, we were able to rule out the possibility of cancer. However, we need to run some more tests for an accurate diagnosis.

この検査結果によると、がんの可能性は排除することができました。しかし、正確な診断のためには追加の検査を行う必要があります。

## ●診断結果を伝える

【伝わらない例】

▶You have X. : X です。

> \*直球すぎで配慮が足りない。たとえば You have cancer. といわれた場合、受け取った患者さんの衝撃が大きい。

　とはいえ、直接的な言葉を避けようと曖昧に表現するとかえってまぎらわしくなり、誤解を招いたり理解の妨げになる可能性があります。気遣いのつもりでも親切ではありません。また、必要以上の説明もかえって患者さんの負担になってしまいます。医学用語やわかりにくい単語は避け、シンプルな言葉でゆっくりと、明確に伝えましょう。

【伝わらない例】

▶There are some malignant cells that have grown uncontrollably and invaded tissues in the ….

…には制御不能に増殖し、体内の組織に侵入している悪性の細胞があります。

> \*長い説明から入り、malignant（悪性の）など患者さんがわからない可能性のある単語で複雑にしている。

▶There seems to be some cells that grew out of control, which is not a very positive situation ….

制御不能に成長した細胞がいくつかあるようですが、これはあまり良い状況ではありません…。

> \*遠回しな表現で、患者さんは「何の病気なのだろう」とかえって心配になってしまう。

---

### 米国で活躍する日本人医師・百武先生からのアドバイス

　確かに直球すぎる診断結果の伝え方は配慮が足りませんが、たとえば、がんと判明した場合はシンプルに告知する必要があります。

　そのようなケースでは、I have some news to share. Would you like your family or somebody with you when you hear it?（お伝えしたいことがあります。ご家族やどなたかが同席されたほうがよろしいですか？）など、家族などの同席希望の有無を確認すると同時に、患者さんに心の準備をしてもらい、Unfortunately, the test result showed that you have cancer.（残念ながら、検査の結果、がんが見つかりました）と伝えることが避けられない場合もあります。

---

　一定の配慮が求められる場面では、以下のように前置きをします。

▶ I'd like to share the results of the test.
　検査の結果を共有したいと思います。
▶ Thank you for coming in today. I have some updates regarding your condition.
　本日はお越しいただきありがとうございます。○○さんの状況についていくつ
　かお知らせしたいことがございます。

　ご家族には以下のように切り出すことができます。
▶ Thank you for coming in today. I'd like to discuss the results of the test.
　お越しいただきありがとうございます。検査結果について、いくつかお伝えし
　たいことがあります。
▶ I'm afraid that the results show that you have tested positive for X.
　残念ですが、検査で X の陽性結果が出ました。

　病名がはっきりわからない場合はこのような表現を用います。
▶ It could be X. : X かと思われます。
▶ It's possible you have X. : X がある可能性があります。
▶ We don't know yet what is causing your pain（symptoms）.
　痛み（症状）の原因がまだわかっていません。

## ☑ 治療計画（治療計画を伝える、オプションやアドバイスを提示する）
### ● 生活習慣の改善を提案する
　患者さんの健康のために「体重を落とす必要がある」ことをしっかり伝える必
要がある場合もありますが、You have to lose weight. などの表現では直接的に聞
こえ、屈辱的な印象になる可能性があります。次のように提案のかたちにするこ
とで、患者さんも受け入れやすくなります。
▶ We need to get you on a healthy eating plan.
　健康的な食生活のプランを立てましょう。
▶ You could …. : …することもできます。
▶ You might consider …. : …することを検討すると良いかもしれません。
▶ You might want to think about …. : …を考えてみると良いかもしれません。
　　＊ You need（have）to …. よりも上記のようにやわらかく表現する。
▶ One option is …. : 1 つのオプションは…。

46

▸ Another option is ….：もう1つのオプションは…。

▸ I recommend that you get some exercise（drink more water, limit salty foods）.
運動する（もっと水分を摂る、塩分を控える）ことをおすすめします。


● 患者の理解を確認する

【伝わらない例】

▸ Do you understand?：わかりますか？
＊ぶしつけで冷たく聞こえ、見下しているニュアンス。

【伝わる良い例】

▸ I'd like to make sure that my explanation was clear enough.
私の説明が明確だったことを確認したいと思います。

▸ I'd like to be sure that you understand what the treatment will involve.
治療についてご理解いただいていることを確認したいと思います。


● リスクを説明する

▸ I'm afraid that there aren't any surgical procedures that don't come with risks or complications. However, ….
あいにく、リスクや合併症を伴わない手術というものはありません。しかし…。

▸ I will be honest with you. There are potential risks to any type of procedure. In this case, those include bleeding around the incision and infection. However, these are rare, and ….
正直に言いますと、どのような手術にもリスクがあります。今回のケースでは、切開部周辺の出血や感染症などが挙げられます。しかし、これらは稀なケースであり…。


● 患者の心配や不安に応える（患者が安心するひとこと）

▸ This won't hurt.：（注射、処置などについて）痛くありませんよ。

▸ This test is painless.：この検査は痛くありません。

▸ You will feel a small pinch.：少しチクッとします。

▸ This test is just to make sure that your heart is moving well. OK?
この検査はあなたの心臓がよく動いていることを確認するためのものです。

▸ This may feel a little cold.：少し冷たく感じるかもしれません。

▶ It will be over in a moment. ：すぐに終わりますからね。

▶ Do you have any questions regarding the test?
　検査について、ご質問はありますか？

▶ I'd just like to rule out other possibilities.
　ほかの可能性を除外したいと思います。
　＊検査をする理由を述べるときに用いる。

▶ I understand that it can be scary. It's a routine procedure, so please don't worry about it.
　怖いですよね。日常的によく行う処置ですのでご心配なさらないでください。

　医療者としては、不安などのネガティブな感情に向き合わずに治療方針を押し付けることは可能な限り避けたいものです。患者さんの気持ちにも配慮し寄り添うことも doctor-patient relationship（**医師と患者の関係**）においては大切ですし、治療や経過をみるうえでも求められます。また、治療方針や健康に関する価値観について、患者さん自身の考えやポリシーがある場合もあります。「薬の服用を可能な限り避けたい」「漢方や自然療法を希望する」「宗教上の理由」などを傾聴し尊重する態度も必須といえるでしょう。

### ☑ クロージングと挨拶
　診察の終わりに向けて聞いておきたいことはないかを尋ね、励みになる言葉をかけます。具体的な表現については4章「気になることや質問があるかを尋ねる」（p.69）を参照ください。状態（症状）を良くするために患者さんとご家族をサポートし、協力するチームだということを強調します。

▶ Thank you for being so cooperative. ：ご協力いただきありがとうございます。
▶ Let's work together to get you better. ：良くなるように、一緒にがんばりましょう。

---

### バーダマン先生が聞く、米国で活躍する百武医師の経験談

## 話が止まらない患者さんへの対応

Q：ビジネスシーンですと、ミーティングでも時間内にある程度の合意形成が必要なため、**会話を切り上げる**とか会議のまとめのフレーズがあるのですが、医療の現場ではどうされていますか？

A：医師・患者という関係の場合、患者さんにとって医師は「自分の病気や不安を解決して

くれる 1 人の先生」なので、どうしてもたくさん話されます。そうはいっても、次の患者さんのことも考えなければなりませんし、話を切り上げるのは難しいです。私の場合は優しく、でもはっきりと相手の名前を呼んだあと、Let's go back to discussing your treatment option（では、先ほど説明した治療の話に戻りましょうか）. と返してみたり、同じことをくり返し訴える患者さんには、しっかりと I hear you loud and clear（あなたの言いたいことはわかりましたよ、理解していますよ）. といったフレーズを用いたりします。

Q：それと相手のお名前で声かけしますと、こちらに注意を向けてもらえますね。**感情的に**なってしまう患者さんの場合、カウンセラーなどのほかのスタッフのヘルプを必要とされることはありますか？

A：病院の外来では、医師と看護師とソーシャルワーカーがチームを組むことが多く、コミュニケーションのトレーニングを受けているソーシャルワーカーにバトンタッチすることはあります。また、患者さんも少し時間を置くと高ぶった感情も落ち着きますから、可能であればクールダウンの時間を設けることも有効です。感情の表出は患者さんの本音でもあり、「どうしてそう感じられるのか、教えてもらえますか？」と聞くことで治まることも多いです。

Q：Can you tell me more about that?（そのことについてもう少し教えていただけますか？）などの表現もいいかもしれませんね。

Q：日本ではよく「3 分診療」といわれ、**診察時間**が限られていると思うのですが、米国の事情はいかがですか？

A：日本と米国の診療の一番大きな違いといえるのが 1 人の患者さんにかけられる時間です。日本では患者の診察数と診療報酬がリンクしていますが、米国では初診ですと 30 分以上の診察枠が確保されていることがほとんどです。なので、「患者さんの感情」への対処も Can you tell me more about it? と時間をかけることができます。

Q：長時間の診察となると、問診スキルに加え、シリアスな場面にも対応できる**コミュニケーション力**が求められると思うのですが…？

A：私の専門が老年内科と緩和ケアですので、終末期の患者さんやご家族と接する機会が多く、感情的になる話し合いもたくさん経験したことから**「コミュニケーションはテクニック」**と思うようになりました。日本では「コミュ力が高い」とされる場合、その人の人間性などを指すように思うのですが、効果的に感情に対処するコミュニケーション方法を身につければ、患者さんも「この先生は自分の話をきちんと聞いてくれた」「私の困っていることが伝わった」と思ってくれることを実感しています。医療面接はテクニックですから、練習次第で上手になります。

Q：「練習次第で上達する」というのは、本書の読者の皆さんにとっても励みになりますね。そうしたスキルはロールプレイなどでトレーニングされるのですか？

A：以前は米国医師国家試験に Clinical Scenario（CS）という模擬患者 12 人分の医療面接

試験があり、その中の評価項目の１つが "showing empathy"「共感を示す」でした。模擬面接で challenging patient（突然怒り始めたり、泣き始める患者）役がいて、きちんと対応できるかをチェックされます。それほどコミュニケーション力が重要視されています。そのほか老年内科や緩和ケア、腫瘍内科などの医師を中心に開催されている VitalTalk（バイタルトーク）というコミュニケーションスキルのワークショップもあります。「重い病の告知をする」「泣き崩れる家族に説明する」「効果が見込めない治療を望む患者に対峙する」など、難しいコミュニケーションをロールプレイを通じてトレーニングできます。

## 伝えるための実践：言語と非言語をうまく組み合わせる

● 診察の一例

では、これまでに紹介した英語表現を参考に、診察の一例を紹介します。

▶ Doctor：Good afternoon. I'm Doctor Saki Yamamoto. May I have your full name, please?

Patient：Hi, I'm Lisa Davis.

Doctor：Thank you, Ms. Davis. What brings you in today?

Patient：I'm here because I've been having some pain in my stomach.

Doctor：I see. Could you tell me where in your stomach you're experiencing pain?

Patient：It's around here, on the right side.

Doctor：OK. Could you describe the pain? Is it a stabbing pain, dull pain, constant pain ⋯.

Patient：It's a dull, constant pain.

Doctor：I see. Does the pain seem to spread, or is it just in that area?

Patient：It's just in one area.

Doctor：Does it get worse during the day or night, or when you move?

Patient：It hurts throughout the day, and it gets intense when I walk, like a stabbing pain.

Doctor：That sounds awful. Do you have a temperature?

Patient：No, it's within my normal range, around 36.2 to 36.6.

Doctor：OK, I see. Are you having any other symptoms?

Patient：Not really.

Doctor：Have you taken any medication?

Patient：Just over-the-counter medicine like Tylenol.

Doctor：I see, OK. Have you had any similar symptoms before?

Patient：I had something similar before, but it went away on its own. This time, the pain is worse.

Doctor：Mm-hmm. I see. Do you have regular checkups with a doctor?

Patient：No.


医師：こんにちは。私は医師の山本紗季です。お名前を教えていただけますか？

患者：こんにちは。私はリサ・デイヴィスです。

医師：ありがとうございます。デイヴィスさん。今日はどうなさいましたか？

患者：胃に痛みがあるので来ました。

医師：なるほど。胃のどのあたりに痛みがありますか？

患者：このあたり、右側です。

医師：わかりました。では、痛みについて教えてください。刺すような痛みなのか、鈍い痛みなのか、あるいは絶え間ない痛みなのか…。

患者：鈍い痛みが続いています。

医師：それは大変でしたね。痛みが広がるような感じはありますか？　それともその場所だけですか？

患者：ここだけです。

医師：日中や夜間、あるいは動いたときに痛みが強くなりますか？

患者：1日中痛くて、歩くと刺すような痛みが激しくなります。

医師：わかりました。熱はありますか？

患者：いいえ。ふだん通り、36.2～36.6℃くらいです。

医師：わかりました。ほかに何か症状はありますか？

患者：ありません。

医師：何かお薬は飲みましたか？

患者：タイレノールのような、市販の薬だけです。

医師：なるほど、わかりました。以前にも同じような症状が出たことはありますか？

患者：以前にも同じようなことがありましたが自然に治りました。今回のほうが痛みがひどいです。

医師：そうですか。定期的に医師の診察を受けていますか？

患者：いいえ。受けていません。

## ☑ マナーと非言語コミュニケーション
　言葉に出していなくても、アイコンタクトやボディランゲージなどの非言語要素のコミュニケーションにも気を配ります。

### ●相手の目を見て話す
　英語でのコミュニケーションでは**アイコンタクト**が「聞いていますよ」の合図であり、あいづちの役割を持ちます。アイコンタクトを取りながら、たまに軽く頷き、ときおり Uh-huh. / Mm-hmm. / OK. / I see. / Right. のような表現を取り入れると良いでしょう。ただし、話し手が相手の目や顔をじっと見ると威圧感を与えてしまいます。ときおり目をそらすほうが圧迫感もなく自然です。

### ●腕を組まない
　両腕を組むとオープンではない印象になり、相手に緊張感や不安感を与えます。患者さんとのあいだに壁ができてしまい、信頼関係や rapport（ラポール：調和的・共感的な関係・結びつき）を築くことができません。腕は組まずに手のひらをオープンにすると、患者さんに安心感を与えます。

### ●手や腕で○や×をつくらない
　英語圏ではこのジェスチャーを使用せず、ほかの方法で「yes/no」を示します（たとえば、米国では「yes＝頭を上下に振る」「no＝横に振る」）。

### ●声のトーンに気を付ける
　つい語尾が上がってしまうこともあるかもしれませんが、質問をしているように聞こえたり、自信のないような印象になります。患者さんに安心感を与えるためにも、**落ち着いた声を保ち、質問ではないときは語尾を上げないように心がけ**ましょう。

　章冒頭（伝え方の基本）の「推奨される表現」でも記述があったように、ずっと電子カルテを見たままにならないよう、患者さんのほうを見てお話しすることを意識しましょう。また、声のトーンは「少し低めで、少しゆっくりと」を意識すると患者さんの安心感につながります。

　そのほかには、「ドアが開いている状態で話を始めない」「家族が同席している場合、プライベートな話題であれば離席をお願いするか、家族の前で聞いてもいい話かを確認する」など、患者さんのプライバシーへの配慮を忘れないようにしましょう。また、看護師や医学生などが同席している場合は、その人たちも紹介します。

## バーダマン先生が聞く、米国で活躍する百武医師の経験談

## 怒る・悲しむ患者さんへの対応

Q：シリアスな場面という意味で、本章の前述のコラム「**話が止まらない患者さんへの対応**」にも通じるところがあると思うのですが、**感情が高ぶった患者さんやご家族**に対しては丁寧な対応だけでなく、少し強めに言わないといけないケースもあると思うのですが、百武先生はどうされていますか？

A：確かに優しく説明するだけでは伝わらないときはあります。直接的な物言いだとしても、相手への思いやりが根底にあれば失礼にはならないと思います。**I hear you.**（お話よくわかりますよ）とワンクッション置いたり、**I hear you loud and clear.**（ちゃんと聞いていますよ）などの言い回しは、相手の目を見て頷きながら言えば、「あ、ちゃんと聞いてもらえている」と感じてもらえます。言葉だけではなくアイコンタクトやジェスチャー、ペースも大切です。早口よりもゆっくりと話し、しっかりと低めの声で発音するのもポイントです。

Q：共感を示す言葉の場合、気を付けたほうがいい点などありますか？

A：I understand.については、感情的な方だと You don't understand.（わかるって…!? わかるわけないでしょ！）となってしまうので、It's hard for me to imagine what you're going through.（あなたがどんなに大変か想像しようとしてもできません）と言い換えたりします。患者さん 1 人ひとり、最適な言葉がけは異なりますので、いろいろな言い回しを用意しておくことが大事ですね。

Q：I understand that you are upset. などの「相手の感情を受け入れる」表現もいいかもしれません。I know how you feel. は避けたほうがいいですか？

A：そうですね、「あなたにはわからないでしょ」と反感を抱かれることもありますので、避けたほうが無難かもしれません。I understand. や I know. は誤解を生みやすい言葉なので、緩和ケアの現場では **naming（ネーミング）** という「見たものに名前を付け

る」というコミュニケーションテクニックを用います。たとえば、I recognize that you are upset. I can tell that you are angry. I can see that it was very surprising. とか、その患者さんの状況を観察して「あなたの今の感情はこうですね」と言葉にして共有したほうが「私が今怒っていることが先生に伝わったんだ」と思ってもらえることにつながるのです。

Q：そのほかにも紹介できるコミュニケーションツールはありますか？

A：感情的になっている患者さんやご家族への対応として "NURSE" というテクニックがあります。N は先ほどの **Naming** ですね。次に U が **Understand** です。これは It's hard for me to imagine what you're going through. や I understand this is …. といった理解を示す言葉。R は **Respect** で、怒っている・悲しんでいる方に I can see that you really care about your mom.（お母さんのことを本当に気にかけていることがわかります）といった、尊重や思いやる言葉のことです。S が **Support** で、I'm here to support you in this process.（これから一緒にがんばっていきましょうね、お力になりますから）と協力体制を伝える言葉。最後に E が **Explore** で、Can you tell me about that?とか、悲しみや怒りなどの感情の背景に何があるのかを探索したり、より深く聞く（傾聴する）ことです。臨床の現場では、N が効かなかったから次は R を試してみようなどコンビネーションで用いると、患者さんも「ああ、私の気持ちが伝わった。先生にわかってもらえた」と思ってもらえますので、医師・患者間の信頼関係の構築につながると思います。

# Chapter

## 4

# 病棟診療

　患者さんにとって入院は不安を伴うものです。入院や手術に限らず、病院に来ること自体が初めての方もいます。さらに、異なる文化的背景を持つ方々がいる状況では、個々に合わせたさまざまな配慮が必要になります。医療従事者からみれば患者さんは大勢の中の 1 人ですが、患者さんにとっての医師は、不安を抱える中で頼るべきたった 1 人の存在であることを忘れずに接しましょう。

　3 章でもお話ししたように、英語の敬語は全てのセンテンスが丁寧でないといけないというわけではありません。Could you please roll up your shirt?（シャツを上げていただけますか？）や Now, could you take a deep breath?（深く息を吸っていただけますか？）のように、指示や質問をするたびにリクエスト形式にしたり、丁寧な表現ばかりが重なると少々不自然で堅苦しく感じますし、時間もかかり、スムーズなコミュニケーションと診察（治療）の妨げになることもあります。英語の丁寧さは総括的に決まるので、Could you roll up your sleeve, please?（袖をまくっていただけますか？）Now, take a deep breath. OK, good.（深呼吸してください。いいですよ。）のように、単独では命令調となるような簡潔な表現も織り交ぜながら、丁寧度の「波」をつくります。また、そのベースにあるべきなのは患者さんとの人間関係です。常に患者さんと真摯に向き合い、声のトーンや表情にも気を配ります。誠実なやり取りを通じて信頼と安心感のある雰囲気をつくることが大切です。

## 伝え方の基本：入院患者に対する丁寧なコミュニケーションとマナー

### ☑ 入院時の問診

　外来診療に比べ、入院時にはさらに踏み込んだ個人情報が必要になります。氏名や連絡先などの基本情報に加え、以下のような項目を確認します。

#### ● 緊急連絡先を確認する（親族、パートナー、友人）

　患者さん本人に意思の確認ができない場合には、信頼できる人物に治療方針などを確認する必要もあります。パートナーについては、同棲のみで必ずしも婚姻関係ではない場合もあり、「既婚・未婚」「配偶者」のような項目ではカバーできないケースもあります。

#### 米国で活躍する日本人医師・百武先生からのアドバイス

　入院の際などに確認する「キーパーソン」は日本でのみ使われる表現ですが、緊急時連絡先（Emergency Contact）はもちろん米国でも入院時に確認されます。それと同時にHealthcare Proxy（医療に関する意思決定の代理人）の有無が大切になってきます。患者さんが任命・指名したHealthcare Proxyがいない場合は、Surrogate（代理意思決定者）という法的な代理人の順序（1番は妻や夫、内縁の関係を含むパートナー、2番目に成人した子など）が州ごとの法律で定められていますが、州によってその内容は少しずつ異なります。

#### ● 母語、対応可能言語を調整する

　ミスコミュニケーションと医療ミスを防ぐため、必要に応じて**医療通訳**を手配します。対人の通訳も手配できますが、基本的に米国ではどの病院でも24時間、多数の言語に対応している無料の電話通訳にアクセスが可能であり、広く利用されています。

　一方、日本では医療通訳手配の制度が確立しておらず、各施設に対応を委ねているのが現状です。多言語に対応した翻訳アプリも登場していますが、マイナー言語との翻訳においては英語を介したほうが精度は高いともいわれています。非日本語話者の対応に医療者個々の英語力が求められることもありますので、海外留学検討の有無を問わず本書をお役立ていただき、ワンランク上の英語を身につけていただければと思います。

## ● Ethnicity（民族性）を確認する

　文化や習慣、宗教上の理由による配慮や、制限事項の有無を確認します。また、プライバシーに関する意識や、接触を含む人との距離感に関する意識などにも違いがあることに留意します。

## ● 宗教を確認する

　宗教上必要な配慮や治療での制限を確認します。具体的には次のようなことに配慮が必要です。

- ・輸血の可否
- ・肌の露出を避けなければいけない（処置時など）
- ・使用薬剤の成分に制限がある（動物由来のものは使用できないなど）
- ・食事や服薬の制限がある（宗教上食べられないもの、ラマダン時の断食、持ち込みの希望など）
- ・お祈りの時間や場所の確保
- ・アルコール消毒の可否など

　また、「手術」「帝王切開」「延命処置」「臓器提供」などに関する認識や考え方についても確認が必要です。

## ● Gender Identity（ジェンダーアイデンティティ）を考慮する

　患者さんのジェンダーアイデンティティを考慮した対応が必要です。たとえば、患者さんが希望する pronoun（he / him, she / her, they / them など）、相部屋やお手洗いの希望、プライバシーへの配慮、衣類など所属病院のガイドラインや内規に沿って対応します。

### 米国で活躍する日本人医師・百武先生からのアドバイス

　基本的には所属病院のガイドラインに沿った対応になりますが、さまざまな患者さんと接する可能性があるので以下の点に注意して対応にあたります。
- ・相手のジェンダーを外見や名前のみで決めつけない
- ・ご本人の希望に沿いフレキシブルに対応する
- ・こちらが本人の意向に沿わない発言や事態を招いてしまったら丁寧に謝り早急に対処する

## 性別やダイバーシティへの配慮

Q：米国では**性別**などの**ダイバーシティ**への配慮として、患者さんの呼び方に関する医学生への教育が始まっているそうですね。

A：この5年くらいで、初診時の挨拶の仕方が変わりました。以前は May I have your full name? とフルネームを確認したあとで、「では、Mr. John Smith」と問診していたのですが、現在は、What is your preferred pronoun?［どのプロナウン（代名詞）でお呼びいたしましょうか？］や **How should I address you?**（どのようにお呼びしたらいいですか？）など、ひとこと添えるといった指導などが始まっています。

Q：最近では初診時に What pronoun do you use? This is a common question that we ask all our patients.［どのプロナウン（代名詞）を使用されますか？　これはみなさんにお聞きする質問です］とまず確認するという話を耳にし、医療現場の時代に合わせた変化に感心しましたが、それも医学教育の成果でしょうか。

A：はい。そのように確認するのが私が在籍していた NY のマウントサイナイ病院で医学生が教わるスタンダードな作法でしたが、患者さんの世代間ギャップもあって難しい面もあります。たとえば、30歳～40歳台の方では What is your preferred pronoun? と聞くと、「そんなことも聞いてくれるんだ」と受け止めてくれる一方、65歳～80歳台の方だと面食らう方もいらっしゃいます。

Q：診察や検査時などの配慮はいかがでしょう。

A：LGBTQ の患者さんの場合では、入院部屋やトイレの手配などあまり先入観をもたずに率直に本人に聞くのがいいと思います。とはいえ、医学的な質問はもともとの生物学的な性に合わせる必要がありますので、注意が必要です。当然プライバシーにも関わる質問も多いので、そこは失礼にならないよう非常に気をつかいます。

Q：医学英語の表現として、押さえておきたいポイントはありますか？

A：米国では、2019年の The word of the year で、preferred pronoun として **they** が表彰されてから、he, she でなく they を自分の pronoun として使う方もいます。それと、ラテン系の患者さんを Latin の語尾に o や a ではなく、x をつける **Latinx**（ラティネクス）はよく聞くようになりましたし、Mr. や Ms. の代わりの **Mx.**（ミクス）もこれから広がっていく言葉かもしれませんね。

Q：臨床現場で気をつけたほうがいい表現などありますか？

A：人種による偏見や先入観が入った質問は避けたほうがいいですね。医療界でも micro-aggression という「悪気はないけど、無意識に行っている差別や偏見」には注意しようという論調は強まっています。たとえば、Where are you from? という言い回しにしても、「あなたはここにいるべき人ではないのでは…。」「外人でしょ…。」のような裏の

ニュアンスを敏感に感じとってしまう人もいます。米国生まれ米国育ちでも白人以外の人や、英語のアクセントになまりがある人はこうした言葉に敏感なことがあります。

Q：出身を尋ねる際は Where are you from? の代わりに、Where did you grow up? といった言い回しにするのがいいかもしれませんね。Where did you spend most of your life? などもいいと思います。

A：「どこで生まれたの？」「どこで育ったの？」と具体性をもたせる質問にすれば、別の意味を含ませずに済みますね。センシティブな質問をするときには This is confidential.（ここでのお話は外に出るものではありません）とか、I'm asking because this may be related to your condition.（あなたの今の状態に関係あるかもしれないためお尋ねします）といった前置きをすると話しやすい雰囲気はつくれると思います。

## 伝えるための表現の工夫：場面別の丁寧なコミュニケーション

### ☑ 入院時の問診

　入院時の問診の際は必要な情報を得るため、以下のように簡潔に聞いていきます。Do you …? や Have you had …? のような表現を応用してみてください。

▶ Have you ever experienced an adverse reaction to medications?
　これまでに薬による副作用はありましたか？

▶ Do you have any implanted medical devices (metal) in your body?
　体内に埋め込み型の医療装置（金属）はありますか？

### ☑ 検査・処置の説明

　検査や処置の説明も外来と重なる点は多いですが、入院での検査や手術などには外来で施行するよりもリスクの高いものもあります。少なからず不安を抱える患者さんに対する接し方の注意点やお手本となる表現を紹介します。

#### ● 検査前の確認事項

▶ Is there anything on the form or not on the form that you'd like to clarify?
　フォーム（同意書）に記載されていること、または記載されていないことについて、明確にしておきたいことはありますか？

▶ Have you had a CT (an MRI, an endoscopy) before?
　今まで CT 検査（MRI、内視鏡）を受けたことはありますか？

▶ Do you have any questions about the test? ：検査についてご質問はありますか？

▶ When was your last period? ：前回の生理はいつでしたか？

　＊ When was …? のように短くシンプルに聞く。

▶ Is your menstrual cycle regular or irregular?
月経周期は規則的ですか、それとも不規則ですか？

　＊回答しやすいよう、回答の選択肢を述べて質問する。

▶ Do you have claustrophobia?（Do you become nervous about being in tight spaces?）
閉所恐怖症はありますか？（狭いところに恐怖を感じますか？）

　＊ Claustrophobia の単語に馴染みがない方には（　）内のように言い換える。MRI 検査のときなどに確認する。


● 検査の説明をする

▶ I think it would be wise to run some additional tests.
いくつか追加の検査をしたほうが良いと思います。

▶ We'd like to rule out other possibilities.
ほかの（病気などの）可能性を除外したいと思います。

▶ A CT scan（An MRI / An endoscopy）is a scan（exam）that ….
CT 検査（MRI / 内視鏡）は…する検査です。

▶ The entire procedure typically takes between ten and twenty minutes.
全体で大体 10 分から 20 分くらいの処置です。

▶ The MRI may interfere with certain types of pacemakers. If you have a pacemaker, please present your Pacemaker-ID to us. We will check the type written on the ID to ensure that we conduct the examination safely.
ペースメーカーの種類によっては、MRI 検査により不具合が生じる可能性があります。ペースメーカーの植え込みのある方は、ペースメーカー ID を提示してください。種類を確認し、検査を安全に実施できるように対応いたします。

▶ Although CT scans use X-rays, please rest assured that the radiation dosage is much lower than the level that is known to affect the body negatively.
CT 検査は X 線を使いますが、被ばく線量は体に悪影響を与えるとされる線量よりも大幅に少ないので、心配なさらないでください。

▶ If you are pregnant or there is a possibility that you are pregnant, please inform the doctor or other staff member before the exam.

妊娠している方、またはその可能性がある方は、検査前に担当医またはスタッフにお申し出ください。

▶ This test won't cause you any pain.：この検査は痛くありません。

▶ This might hurt a little bit, but it will be over quickly.

これはちょっと痛いかもしれませんが、すぐに終わります。

▶ We need to take a urine (blood) sample.：採尿（採血）が必要です。

▶ Could you please take off your watch and jewelry? It might have an effect on the testing device.

腕時計やジュエリーを外していただけますか？　検査機器に影響を及ぼす可能性があります。

▶ You will be asked to remove all clothing [including underwear] prior to the exam.

検査前に全ての衣類（と下着）を脱いでいただきます。

▶ We need you to remove all jewelry and anything with metallic materials because they can interfere with the exam. This includes underwear with metallic parts.

金属は検査の妨げになる場合があるので、金属のついた服や下着、貴金属などを外していただく必要があります。

▶ You will be asked to lie on a scanning table (bed) during the CT (MRI). Please try to relax and remain still.

CT（MRI）検査では、検査台（ベッド）に仰向けに寝た状態で行います。体の力を抜いてリラックスして、動かないでください。

▶ The radiologist may ask you to hold your breath at certain times. Please follow those instructions.

放射線技師が検査中に息を止めるよう合図をしますので、指示に従ってください。

▶ In preparation for your surgery, we'd like to have you come in to the hospital and we will run a few preliminary tests. At 11:00 on Friday, we'll take you down to the operating room. It will probably take us about ten minutes to get everything set up, and we'll give you a local anesthetic. You shouldn't feel any pain at all during the procedure. Then after we have completed the surgery, we'll have you come back upstairs to your room, and you'll most likely be released the next day.

手術前の検査がいくつかありますので病院へお越しください。金曜日の 11 時

に手術室に移動します。10 分ほどで全ての準備が整いますので、そのあとに局所麻酔をします。これによって手術中の痛みは感じないはずです。手術が終わりましたら病室に上がっていただき、翌日には退院できる予定です。

▶ Please don't eat anything six hours before (prior to) surgery.
手術の 6 時間前からは食事を控えてください。

▶ For several days after surgery, you may feel pain in X. This usually disappears within a week.
術後数日間は X に痛みを感じるかもしれません。しかし、これは通常 1 週間ほどでなくなります。

▶ You may experience nausea, vomiting, or drowsiness afterwards, caused by the anesthetics or painkillers that are used during surgery. The frequency and degree of these symptoms vary depending on individuals. In most cases, the symptoms will gradually disappear.
手術後は使用した麻酔薬や鎮痛薬の副作用で、吐き気、嘔吐、倦怠感などが続くことがあります。発症する頻度や程度は個人差が大きいですが、通常これらの症状は時間とともに良くなります。

▶ Please be assured that we are fully prepared to provide the appropriate treatment in case any complication occurs.
万が一何かの合併症が起きた場合にも、適切な対応をとる体制が整っておりますのでご安心ください。

● 検査開始時の説明をする

▶ Could you lie on the bed with your head at this end?
頭をこちら側にしてベッドに横になっていただけますか？

▶ Please lie on your back.：仰向けで寝てください。

▶ Please lie on your stomach.：うつ伏せに寝てください。
　＊上記は「Please＋動詞」でもスタンダードな表現のため問題ない。

▶ Could you lie down on your left (right) side, please?
左側（右側）を下にして横になっていただけますか？

▶ Could you roll over on your right (left) side?
　右（左）に寝転がっていただけますか？

▶ Are you allergic to alcohol wipes?：アルコール綿にアレルギーはありますか？

▶ We will perform the surgical procedure under general anesthesia. The purpose of this is to prevent you from feeling pain and stress, as these things may slow down your recovery from surgery.

手術の際は全身麻酔をします。これは手術中の痛みとストレスを感じないようにし、術後回復の遅れを防ぐことが目的です。

▶ We'll give you a local anesthetic now.

局所麻酔をします。

● 検査中に声かけをする

次のようなひとことを挟むと患者さんの安心につながります。

▶ Good.

▶ Good, thank you.

はい（いいですね）、ありがとうございます。

*口を開けたり、息を止めたり、指示の通りにしてもらったらひとこと声をかける。

▶ Are you OK (comfortable)? ：大丈夫ですか？

▶ It will be over in a moment. ：すぐに終わりますよ。

▶ Please let me know if you feel sick (pain) during the test.

気分が悪くなったら（痛みを感じたら）教えてください。

次のように途中で何をするのかをその都度伝えることで、患者さんの不安を減らすことができます。

▶ I'm going to measure your X. ：X を測ります。

▶ Let me listen to your lungs and heart. ：肺と心臓の音を聞かせてください。

*いきなり聴診器を当てるのではなく、一声かける。

▶ Now, I'm going examine the inside of your mouth. Could you open your mouth wide and say "ah"?

それでは、口の中を見ていきます。口を大きく開けて「あー」と言っていただけますか？

▶ This may hurt a little. ：ちょっと痛みがある（チクッとする）かもしれません。

▶ This may feel a bit cold. ：ちょっとひんやりするかもしれません。

▶ Now, we're finished. ：さて、終わりました。

▶ That's all. (That's it.) ：終わりです（以上です）。

説明するときに適切な前置きやつなぎ言葉を使います。

▶ Let me explain what X is (are).：X が何か、説明をさせてください。

▶ Let me explain what the test involves.：検査がどのようなものか説明させてください。

▶ This means that ….：ということは…。／つまり…。

▶ Because of this, ….：これによって…。／このため…。

▶ When this happens, it means that (it causes) ….
　これが起きるということは、…という意味です（…を起こします）。


● **処置のリスクを説明する**

▶ This is just a routine procedure. Although there are some side effects and minimal risks, you don't have to worry.
　これはルーティンの処置です。多少の副作用や最小限のリスクはありますが、あまり心配する必要はありません。

▶ In some cases, depending on the condition, patients may have allergic reactions to some of the medications administered during the procedure.
　全身状態によって、手術中に投与された薬にアレルギー反応を起こす患者さんもいます。

▶ X entails a certain degree of risk. The typical reactions include ….
　X によるリスクはある程度あります。代表的な副作用は…。

▶ One possible reaction is ….：反応（副作用）として可能性のあるものは…。

▶ A rare complication possible during this is ….
　稀な合併症として可能性のあるのは、…。

▶ In rare cases, patients undergoing X could develop a Y condition after Z has been administered, even if it was conducted properly.
　稀に、X を行った患者さんで、適切に実施した場合でも、Z の投与後に Y を発症する可能性があります。

▶ Although it is extremely rare, symptoms such as X may occur following the surgery. It occurs because …. To prevent this complication, ….
　非常に稀ではありますが、手術後に X のような症状が現れることがあります。理由は…です。これを防ぐため、…。

▶ The incidence of this complication is X out of Y patients undergoing Z.
　この Z によって合併症が起きる確率は Y 人中 X 人です。

▶ As countermeasures against these risks, we ….
リスクへの対応としては、…を行っています。

▶ This form is an overview of the exam (therapy). We'd like to ask you to read it and sign the consent form on the second page.
このフォームには検査（治療）の概要が記載されております。お読みいただき、2ページ目の同意書に署名をいただけますか。

▶ So that is the overview of the test (surgery/therapy). I've also explained the potential risks and complications associated with it. Do you have any questions? (Pause) Do you feel ready to sign a consent form? (Pause) OK, here is the form. Please read through it and sign it at the bottom when you're ready.
では、以上が検査（手術・治療）の説明です。それに伴うリスクや合併症のリスクについてもお話ししました。ご質問はありますか？（間を置いて反応を待つ）同意書にサインしていただく用意はいかがですか？（反応を待つ）はい、ではこちらが同意書です。目を通していただき、確認されましたら下にサインをお願いいたします。

▶ After the examination (surgery), there are no specific instructions or restrictions regarding everyday activities or meals.
検査（手術）後、食事や生活に関しては特に指示や制限はありません。

▶ We'd like you to come in every two days to check in and see if there are any changes.
2日に1度受診していただき、変化があるかどうかをチェックしたいと思います。

▶ We'll put you on medicine for two weeks for pain control and inflammation.
痛みと炎症を抑えるために2週間お薬を飲んでいただきます。

▶ I will explain the results to you at a later date.
結果は後日説明します。

### ☑ 検査結果の説明と治療計画
　検査結果の説明や治療の提案、入院期間、退院後の予定についての説明の際は、曖昧さを残さずに明確に伝え、センシティブな部分は特に気を配ります。

#### ● 結果を説明する

▶ Looking at the results, the blood sugar levels are a bit high.
検査結果によると、血糖値が少々高めです。

▶ Unfortunately, your numbers now are in the range of diabetes.

残念ながら、今回数値が糖尿病の域に入ってしまいました。

＊良くない検査結果や告知の前は、Unfortunately, …と前置きをすることで患者さんに心の準備をさ
せる。（クッション言葉については p. 6, p. 126 を参照）

＊You have diabetes. や You are a diabetic. など、「患者さん＝病気」という表現は避け、「検査結果や
数値が病気の域を示す」とするとより丁寧。フォーカスを結果や数値に向けて客観的に伝える。

▶ I have some news that I'd like to share with you. Would you like to have family (a family member) or a friend with you when you receive it?

お伝えしたいことがあります。ご家族かご友人の同席は希望されますか？

▶ Unfortunately, the test showed that the cancer has come back.

残念ながら、検査でがんが再度見つかりました。

＊がんなど大きくシビアな告知の場合は告知のセッティングがとても大切です。可能であれば、家族
や友人などの同席をすすめましょう。また、上記のように You have cancer. よりは、the test
showed …と、クッションを挟むことをおすすめします。

● 治療計画を説明する

▶ I understand that you have been reluctant to start any medication to lower your blood sugar levels, but I believe this will also help with your dizziness and fatigue.

あなたが血糖値を下げるお薬を始めることを躊躇されていたことは存じ上げて
いますが、投薬を開始することでめまいや疲労感も良くなることが期待できます。

▶ Losing weight will also help you control your blood sugar. Let's work together and aim to lose five pounds this month.

体重を落とすことは血糖値のコントロールに効果的です。一緒に頑張って、今
月は5ポンド（約2kg）減らすことを目標にしましょう。

＊体重や肥満に関するトピックもセンシティブなため、fat（脂肪）や obese（肥満）などの表現はで
きる限り避ける。

▶ There are two main treatment options. One is surgery, where we will try to surgically remove the tumor. The other is chemotherapy, where we will give you intravenous medications weekly to treat the tumor.

治療の選択肢は大きく2つあります。1つは外科的に腫瘍を取り除くことを試
みます。もう1つは抗がん剤で腫瘍を治療するために、お薬を毎週静脈内投与
する方法です。

＊がんについて話しているとき、繰り返し "cancer" という言葉が出てくると辛いという患者さんは
多い。何の話をしているか明確なときは "tumor（腫瘍）" という言葉を用いることで患者さんへの

気遣いを見せる。

▶ We anticipate that you'll be in the hospital for approximately three weeks.
入院の期間はおよそ 3 週間となる予定です。

▶ After you're released, we'd like to have you come in on a regular basis once a week.
退院後は週に 1 回の頻度で定期的に外来に通院していただきたいです。

● 他科にコンサルトを依頼する
　米国では入院患者さんの主治医は基本的に病院内総合医（ホスピタリスト）であり、subspecialty の専門医はコンサルタントとして入院患者さんの診察に携わります。必要に応じて、ホスピタリストがコンサルトを依頼します。以下にその一例を紹介します。

▶ A：Are you on call for Endocrinology today?
　　B：Yes, I am.
　　A：Thank you. I have a new consult from the ICU for uncontrolled diabetes. The patient is a 26-year-old man who was admitted to the ICU …. Are you available to see him today?
　　A：今日の内分泌内科のオンコールの先生ですか？
　　B：はい、そうです。
　　A：ありがとうございます。ICU からコントロール不良の糖尿病に関する新規コンサルトを一件お願いしたいです。患者さんは 26 歳男性で…。本日診ていただくことはできますか？

▶ We are unable to carry out this procedure here, and if it's agreeable to you, I'd like to have you see a specialist at hospital XYZ. Dr. Darryl Milton specializes in this field, and I believe it would be helpful to have his input. Would it be OK with you if we make this referral? If so, I will write a referral letter. You can pick that up at the reception desk. Then, we will make an appointment for you to see Dr. Milton within a week. I think it will be good to have you checked out by him.
ここでは処置を行うことができませんので、同意いただければ XYZ 病院の専門医に紹介したいと思います。ダリル・ミルトン先生はこの分野の専門医とし

て活躍していますので、彼の意見が参考になると思います。よろしければ紹介状を書きますので、受付で受け取ってください。1週間以内にミルトン先生に診ていただけるよう予約を取ります。それが良いと思いますよ。

＊患者さんの意向にも気を配りつつ、丁寧に提案する。

▶ We'll arrange for you to see a specialist in the radiology department.
放射線科の専門医に診てもらうように手配します。

▶ I can help you with the current problem, but it might be advisable to see a specialist. We have one here — Dr. Yang. He could help you find out if there's another reason for why you're having pain in your X. The nurse outside can arrange an appointment for you. I can reach out to him and share with him all the workup that you got so far.
現在の治療でお力になることはできますが、専門家に診ていただくことをおすすめします。当院にはヤン先生がおり、Xの痛みの別の原因を見つけてくれるかもしれません。部屋の外にいる看護師さんが予約を取ってくれます。私からヤン先生へ連絡して、今まで行った検査などについて伝えておくこともできます。

● コンサルトを受けた患者を診察する

▶ Mr. McKinsey?  Hello, my name is Dr. Kishida, a X at this hospital. I was asked to see you to check your Y. May I ask you a few questions?
マッキンジー様でしょうか。X科の医師の岸田です。マッキンジー様のYの状態を診るように依頼がありました。いくつか質問をしてもよろしいでしょうか？

　このあとは問診、診察、検査など、外来診療や入院診療と同じプロセスが続きますので、3章をあわせて参考になさってください。

● 退院後の提案をする

　退院後の生活について提案する際の言い出しフレーズです。このあとに get more exercise（運動量を増やす），avoid caffeine（カフェインを控える）などと続きます。

▶ How about …? ：…するのはいかがですか？

▶ Would you consider …? ：…は検討されますか？

▶ I recommend [that you] …. ：…を（することを）おすすめします。

▸ I strongly recommend ….：…を強くおすすめします。

▸ One option is ….：ひとつのオプションは…。

▸ Another option is ….：もうひとつのオプションは…。

▸ Another thing you could consider is ….：もうひとつ検討できるとしたら…。


● **気になることや質問があるかを尋ねる**

　診察終了間際の**クロージング**のときに、**患者さんの最も心配していることがわかる**といわれます。以下のようにオープンに尋ね、**心配事**や**不安**を聞き出せるようにしましょう。もちろん、そのほかのときにも機会があれば聞きます。なかには病院にかかること自体が初めての方もいるでしょう。採血や検査、治療に馴染みがなく、不安でいっぱいの方もいます。治療の流れを丁寧に説明し、質問を受け、少しでも不安を軽減できるように気を配ります。

▸ Do you have any [other] questions?：（ほかに）質問はございますか？

▸ Is there anything else you'd like to talk about?
　ほかにお話ししたいことはありますか？

▸ Is everything OK?：大丈夫ですか？（何か気になることはありますか？）


● **面会について説明する**

▸ You're free to have visitors.：面会は可能となっております。

▸ Hospital visitation hours are from 3:00 to 8:00 p.m. on weekdays, and 11:00 a.m. to 8:00 p.m. on weekends and holidays.
　面会時間は平日午後3時から8時まで、土日祝日は午前11時から午後8時までです。

▸ If you check with the nurse first, you're permitted to walk around the hospital grounds.
　看護師にお声かけいただけましたら病院の敷地内をご自由に歩いていただけます。
　＊入院中の過ごし方について直接医師から説明や指示をするときに。

▸ Visitors are not permitted.：面会は原則禁止としております。

▸ We're afraid visitors are not permitted in this ward.
　恐れ入りますが、この病棟では面会をお断りしています。

▸ Visits may become restricted depending on Mr. Clark's condition.
　クラーク様の病状によっては、面会を制限させていただくことがあります。

▶ We ask you to refrain from visitations if you are experiencing symptoms such as fever, sore throat, or other flu or cold symptoms.

発熱、喉の痛みなど感染症や風邪の症状がある場合は面会をご遠慮ください。

## 伝えるための実践：病棟往診でのマナーと気遣い

### ☑ 訪室時のマナー

患者さんとの信頼関係と **rapport**（ラポール：調和的・共感的な関係・結びつき）を築くためにも、言語的コミュニケーション以外にマナーにも気を配ります。以下のような点に注意しましょう。

● ノックする

一人部屋の場合、ドアが閉まっている状態であればノックをすると患者さんは心の準備ができます。以下のようなフレーズで声をかければ寝ていたとしても目が覚めますし、着衣を少しだけ整える余裕もできます。複数人の大部屋であればノックをしなくても自然でしょう。

▶ Good morning. I'm Dr. Satomi. May I come in?

おはようございます、里見です。入ってもよろしいですか？

● 自己紹介する（初めての場合）

患者さんの名前を呼ぶことで個人に向けた挨拶になり、親しみも加わるため信頼関係の構築につながります。また、患者さんの注意をひいたり、本人確認になる場合もあります。

▶ Hello, Ms. Harris. I'm Dr. Emi Hayashi. May I come in?

こんにちは、ハリス様。医師の林恵美と申します。入ってもよろしいですか？

▶ Good afternoon, I'm Dr. Emi Hayashi. I'm a gastroenterologist at this hospital. I'll be leading the team for your procedure scheduled for tomorrow. I'd like to go over the procedure with you. Is this a good time?

こんにちは。医師の林恵美と申します。この病院の消化器外科医です。明日の治療でチームリーダーを務めます。処置について説明したいのですが、今お時間よろしいですか？

● 握手する

　初対面であれば、自己紹介をしながら握手をします。ただし、感染症対策の観点から握手が適切でない場合は省きます。何かひとこと添えたい場合は、以下のように伝えると丁寧です。

▶ It may be better to avoid shaking hands now, but it's very nice to meet you.
　今は握手を控えたほうが良いかもしれませんが、お会いできて本当にうれしいです。


● 患者と目線の位置を合わせる

　会話をする際、相手を上から見るような姿勢では少なからず威圧感を与えてしまいます。患者さんと目線の高さをあわせ、適度に目を見て会話をすることで安心感や親しみを覚えてもらうことができます。


● 患者さんと関係性を築く

　コミュニケーションの基本ではありますが、アイコンタクトをとりながら患者さんの話に集中し、話を遮らないようにします。患者さんに安心してもらえるように、落ち着いた姿勢や声のトーンで対応します。患者さんの言葉に驚きを示したり、ジャッジをするような発言は避けます。また、ノンバーバルコミュニケーションから伝わるサインも汲み取れるように表情やしぐさといった、ボディランゲージにも注意をはらいます。

　また、患者さんが気軽に質問できる関係性を築くことも重要です。たとえば、医師にとっては日常的に行う検査や処置であっても、患者さんにとっては初めて耳にする検査である可能性もあります。検査の内容や方法以外に、Is that test really necessary?（その検査は本当に必要ですか？）、What does the procedure involve?（どのようなことをするのですか？）などと質問があるかもしれません。検査の内容がわからない、痛みや副作用が心配、あるいは高額な費用を懸念しているのかもしれません。検査や処置の手順やリスクをより丁寧に説明するべきか、行わないことのリスクはどのようなものか、ほかの選択肢はあるかなどを検討して対応します。患者さんの質問の裏に隠れた意図や気持ちに想像力を働かせて、時間をかけて向き合いましょう。

● **退室時の声かけ**

退室時にもひとこと声をかけると親切です。

▶ I'll check on you later.：のちほど様子を伺いに来ますね。

▶ If you need anything, the buzzer's right there, so press it and the nurse will come.
そこにナースコールがありますので、何かあったら押してください。そうしたら看護師が参りますので。

▶ I'll check on you later this afternoon（tomorrow）. Dr. Greene will also come by later in the day.
午後に（明日）また様子を伺いに来ますね。グリーン先生ものちほど来ます。


● **患者さんが亡くなったときのご家族への言葉**

【伝わらない例】

▶ I know how you feel.：お気持ちよくわかります。

　＊誰かを亡くすという体験や亡くなった方との関係は人それぞれ。相手の気持ちを完全に理解することはできない。

▶ I'm sure he's（she's）in a better place.
今、彼（彼女）はより良い場所にいるでしょう。

　＊よく聞く表現ではあるが、人によっては受け取るのがつらい言葉である。「亡くなって（生きていたときより）より良い場所にいる」という意味に聞こえる場合もある。いてほしい「この世」よりほかの場所（世界）にいるほうが良いという考え、そして（ご家族と）一緒にいない今の（亡くなった）状態のほうが良いだろうという考え自体がつらいと感じる。また、宗教的なニュアンスを感じる方もいるため（より良い場所＝天国、あの世）、ご家族が無宗教の方々であれば、この言葉は慰めの言葉にならない。

▶ His suffering is over.：苦しみは終わりました。


　　上記以外にも、「自分の身近な方が亡くなったときの気持ちを思い出して話す」「自分の悲しみについて話す」など「自分」にフォーカスをあてることは避けましょう。このとき、話の中心にいるべきなのは遺族の方にほかなりません。

【伝わる良い例】

▶ I'm sorry for your loss.

▶ I'm so sorry about your loss.：お悔やみ申し上げます。

　＊基本の表現で、医師からご遺族へ、そして友人や知り合いにも使える表現。

▶ I'm so sorry.

▶ I'm very sorry.

　＊このような簡単な表現でも良い。

▶ Please accept my sincere condolences.

心よりお見舞い申し上げます。

＊ condolences＝お悔やみの言葉。

## バーダマン先生が聞く、米国で活躍する百武医師の経験談

## 告知や ACP の際の対応

Q：深刻な病状などをお伝えする場合の「クッション言葉」「婉曲表現」「避けたほうが無難な表現」などありますか？

A：まわりくどい言い方をすると伝わらないことがあるので、わかりやすく伝えるようにしています。深刻な病状や亡くなられたなどの bad news はショッキングですし、たくさん情報を伝えても患者さんや家族側が吸収できないこともあり、伝える内容も注意しなければなりません。ただし人によっては詳しい情報を知ることで安心感を覚える方もいるので、そのあたりのバランスは難しいです。それから**「相手が今の状況や今までの経過をどの程度わかっているのか」**を知らずに話を始めると話が食い違ったり誤解が生まれたりする可能性がありますので、告知など bad news を伝える際は、まず「あなたが知っていること、今まで医師から聞いたことをお聞かせください」から始めることが多いです。

Q：具体的にはどのような言い回しをされますか？

A：自己紹介のあと、I wanted to have this opportunity to talk with you about John's condition.（John の状態についてお話ししたいと思っていました）と伝えたら、First, can you share with me what you have heard from the doctors so far?（あなたがほかのお医者さんや看護師さん、ご家族からどういう状況と聞いているのか教えてもらえますか？）などとヒアリングし、相手の**認識している範囲を把握**したうえで告知内容を伝えます。この伝え方は、私が学んだ老年内科や緩和ケアの手法です。「John のご家族ですか、彼は今こういう状況で…。」と自分の伝えたいことを突然説明し始めてしまう医療者も多いかと思いますが、それまでの経過を詳しく聞いていなかった家族の場合は「え！ そんなの初めて聞いたよ！ John はそんなに悪かったの!?」とパニックになる恐れもあります。相手の理解度を把握しないままに話を進めてしまうと、医療者への不信感につながったり、15 分の予定の病状説明に倍以上の時間がかかってしまう、といった事態にも陥りかねません。

Q：**告知や ACP**（Advance Care Planning）のシーンでは、伝える内容もポジティブなパターンと危険を感じているパターンの両方があると思うのですが、たとえば、前者の場合、We are hopeful などは言いますか？

A：患者さんが軽快する可能性が 7〜8 割を超えるならば We are hopeful という言葉を選びますし、5〜6 割を下回るようであれば We're very concerned かもしれません。終末期

の患者さんを扱うことが多い老年内科・緩和ケア科の見通しは一般患者さんよりややネガティブに考える傾向はあるかもしれませんが、We are hopeful that he will gradually recover from this, but we're taking extra precautions.（徐々に回復していくと考えていますが、念のために慎重にみております）や We're very concerned about this, and his condition could easily worsen, so we wanted to discuss the next steps with you. （非常に心配な状況で、簡単に状態が悪化する恐れがあるので、今後についてご家族と話し合いたいと思っておりました）という表現は汎用性が高いと思います。

Q：そのほかに気を付けている点はありますか？
A：米国は訴訟社会でもあり、bad news を伝えるときは必ずご家族や友人など、誰かしらに同席してもらうことが望ましいです。来院できない場合は電話越しにでもご家族や友人に一緒に聞いてもらうなど、必ず複数人で聞いていただくのが基本です。また「知る権利・知らない権利」も米国では重要でして、ご家族や周りの人が「本人に言わないで」と願っていたとしても、患者さんに意思決定能力があると医師が判断した場合はまずは本人に「知りたいか、知りたくないか」の希望を確認します。告知でも ACP でも「本人がどこまで知りたいのか」「この人の健康に関する意思決定を誰がすることを本人が望んでいるか」を確認するのがスタンダードです。

## バーダマン先生が聞く、米国で活躍する百武医師の経験談

# お看取りの際の対応

Q：ご専門が老年内科や緩和ケアでいらっしゃるので、さまざまな**お看取りや患者さんの死の説明**などのご経験があるのではないかと思います。このような場面では、あまり急がずゆっくり、間をおいて、誠実さを表現することが大事なように思うのですが、いかがですか。

A：ご家族がお亡くなりになったことを伝えた段階でそれ以上は話を聞ける状態でなくなる方もいますので、相手がさらに話を続けることができる・聞くことができる状態であればその先の説明をします。その際最初の言葉がとても大事です。日本語だと I'm sorry は「ごめんなさい」のニュアンスですが、英語では **I'm sorry for your loss（お悔やみ申し上げます）**. という意味で頻用されるフレーズです。これは押さえておいたほうが良いと思います。ほかの言い方ですと、My sincere condolences や My deepest condolences などがありますが、こちらはあまり口頭では用いないかもしれません。

Q：口語では I'm sorry. や I'm so sorry. ですね。I'm sending you my deepest sympathies. は書き言葉寄りです。I'm so sorry to give you this sad news. と言う場合は bad news でも問題ないでしょうか。センシティブな状況ですので、ひとことひとこと考えてしまいますね。

A：長年苦しんでいた病気からようやく解放されたという患者さんの場合もあります。その場合、死は sad ですが、bad ではない可能性はあるので、**sad** のほうがいいかなと思います。

Q：そのほか心がけているフレーズはありますか？

A：臨床では患者さんの死は日常茶飯事ですが、たとえ自分が深く関わった患者さんでなかったとしても、ご家族やご友人に I'm so sorry for your loss. という声かけができるととても良いと思います。あとは「亡くなった」と言うときは died とか dead といった言葉よりは、passed away を用います。ただしあまり婉曲すぎる「天国に行きました」というフレーズは宗教感を帯びてしまうので、そのあたりのニュアンスは気を付けたほうがいいと思います。

Q：すごく凝ったフレーズでなくてもいいですし、バラエティがなくてもいいと思います。I'm sorry for your loss. や I'm sorry. という短い言葉でも十分ですので、お悔やみの言葉をかけられるといいですよね。

# Chapter

## 5

# 電話・メール

　臨床現場の外でのコミュニケーション方法として電話やメールなども
ありますが、その使用頻度や用途は職種によって異なります。しかし医
療やビジネスではもちろんのこと、日常生活でもこれらのツールは幅広
く利用されています。場合によっては対面ではなく電話・メールやメッ
センジャーのみでコミュニケーションをとることもあります。その際の
効果的なコミュニケーションと良好な人間関係を築くためにも、英語に
よる丁寧なやり取りを覚えることは不可欠です。

　論文提出の際のカバーレターについては 7 章をご参照ください。

# 電話対応

## 伝え方の基本：丁寧な電話対応

　医療現場では緊急性の高い電話もあり、簡潔で明確に内容が伝わる電話対応が求められます。丁寧さよりも**正確性**と**スピード**が優先されることも多いかもしれませんが、丁寧な表現をインプットしておけば状況に合わせて調整できますし、失礼な対応を防げます。患者さんや院内職員、保険会社、学会関係者など、内部・外部を問わず丁寧でプロフェッショナルな対応が求められる場面は多いです。短いやり取りであっても、言葉遣いや話し方は話し手や所属先の印象に影響します。

## 伝えるための準備：電話対応のポイント

　電話では基本的に文字による記録がなく、相手が発信する言葉をその場で瞬時に聞き取り、理解し、ときに判断し反応する一連の処理速度と臨機応変な対応が必要です。しかし電話対応で用いる表現は、話の内容を除けば「電話を受ける・かける」「保留にする」「伝言を預かる」などの場面に合わせたものに限定されます。また、電話対応のバリエーションも限られているので、場面ごとに1〜2フレーズを覚えて練習しておけば、その都度頭の中で日本語を英語に変換したり考えたりする必要もなくなり、焦らずに余裕をもって対応ができます。

　電話では互いの顔や表情、口元が見えず、声と発する言葉からしか情報が得られません。相手が聞き取りやすいように、**話すペースや声のトーン、抑揚**にも気を配ります。その上で、丁寧なやり取りが大切です。

### ☑ 電話を受ける

　まずは名乗ります。院内（組織内、学内）では、自分の所属・役割と名前の両方を述べます。院内のデバイスであれば名前で名乗るのが適切です。外部からの場合は、ディスプレイに表示された名前や番号が登録されていたり、見覚えがある場合は所属組織名と個人名を述べます。見覚えがない場合は組織名のみにとどめたほうが安心でしょう。これは、かけてきた相手にこちらの情報を必要以上に伝えないためです。セールスの電話であったりした場合、特定の相手をねらって

売り込もうとすることもあります。

　また、医療関係者も social engineering（ソーシャル・エンジニアリング：人の心理的な隙やミスにつけ込み、機密情報を不正入手する特殊詐欺の 1 つ）のターゲットになることがあります。そのような**情報漏えいのリスク**を避けるためにも、個人名を名乗って相手に有益な情報を提供しないようにします。相手が「○○病院の番号」にかけているとしか認識していない状態で電話しているのであれば、電話を受けて「（名前）です」と名乗った時点でこちらの名前を知られてしまうことになります。

## 伝えるための表現の工夫：電話を受けるとき・かけるとき

### ☑ 外部からの電話

▶ Sinai Valley Hospital. How may I help you?
サイナイバレー病院です。ご用件をお伺いします。

▶ Good morning（afternoon）. Sinai Valley Hospital.（How may I help you?）
おはようございます（こんにちは）。サイナイバレー病院です。（ご用件をお伺いします。）

▶ Good morning. Sinai Valley Hospital. This is Jun Kondo speaking.（How may I help you?）
おはようございます。サイナイバレー病院の近藤ジュンです。（ご用件をお伺いします。）

＊相手がわかり、名乗る場合。

▶ Good afternoon. Sinai Valley Hospital, Internal Medicine. How may I help you?
こんにちは。サイナイバレー病院、内科です。ご用件をお伺いします。

### ☑ 内部の電話や取り次いでもらった電話

▶ [This is] Jun Kondo. [How can I help you?]
（こちら）近藤ジュンです。（ご用件をお伺いします。）

● 自分宛の電話を受けるとき
May I speak with Dr. Kondo? との電話への返答例を紹介します。

▶ This is he / she.：はい、近藤です。

▶ This is Jun Kondo.：近藤です。

▶ Jun speaking.：ジュンです。

　　＊これを省略した Speaking. も耳にするが、あまり丁寧ではない。


● 保留にする

▶ Just a moment, please.：少々お待ちください。

▶ One moment, please. I'll see if Dr. Greene is available.
少々お待ちいただけますか。グリーン先生がいるか確認いたします。

▶ Could you excuse me for a moment, please?
少々お待ちいただけますか。

　　＊ Please wait. や Please hold. は機械的に聞こえるので避ける。


● 保留を解除したあと

▶ Thank you for waiting, Ms. Sato. I'll transfer you to Dr. Greene.
佐藤様、お待ちいただきありがとうございます。グリーン先生におつなぎいたします。

▶ Thank you for holding. I'll transfer you to Dr. Greene.
お待ちいただきありがとうございます。グリーン先生におつなぎいたします。

▶ Would you like me to transfer you to his voicemail, or would you like me to take a message?
ボイスメールに転送いたしますか、それとも伝言を承りましょうか？


● 連絡したい相手がいないとき

▶ I'm afraid Dr. Greene is not available right now.
申し訳ございませんが、ただいまグリーン先生は不在にしております。

　　＊ not available は「不在」という意味だけではなく「話せる状態ではない」という意味合いも含む。

▶ I'm sorry, but Dr. Greene is away from his office right now.
申し訳ございませんが、グリーン先生は今席を外しております。

▶ I'm sorry, but Dr. Greene is meeting with a patient right now.
申し訳ございませんが、グリーン先生は診察中です。

▶ I'm sorry, Dr. Greene is not in right now. May I have him call you back when he returns?

申し訳ございません、グリーン先生はただいまおりません。戻りましたら折り返しのお電話でもよろしいでしょうか？

▶ I'll let him know that you called.

お電話があったことを申し伝えます。

▶ Can I take a message, or have him call you back?

伝言を承りますか、それとも折り返しお電話を差し上げるように申し伝えましょうか？

▶ May I tell Dr. Greene who's calling?

グリーン先生にお名前をお伝えしてもよろしいですか。

＊相手が名乗らなかったときに、名前を聞き出すことができる。

▶ May I tell Dr. Greene the purpose of your call?

グリーン先生にご用件をお伝えしてもよろしいですか？

＊用件を聞き出すことができる。

▶ May I have your name, telephone number, and a convenient time for Dr. Greene to return your call?

お名前、お電話番号とグリーン先生からお電話を差し上げるのにご都合の良い時間を教えていただけますか？

● 伝言を預かる

▶ I will let him know.：彼に申し伝えます。

▶ I'll make sure he receives your message.：伝言を申し伝えます。

▶ I'll have him call you back.：お電話を差し上げるように伝えます。

● 電話を切る前の挨拶

▶ Thank you for calling.：お電話ありがとうございます。

▶ Thank you. Goodbye.：ありがとうございます。失礼いたします。

▶ Goodbye now.：失礼いたします。

## ☑ 電話をかける

電話をかけるときは外部内部を問わず**必ず名乗る**のがマナーです。名乗らず、相手に「どちら様ですか？」と聞かせてしまうのは失礼です。電話を受けるとき

同様、場面に合わせたフレーズは決まっているので覚えておくと便利です。電話のやり取りでは相手の時間を奪わないように素早く済ませようとつい簡潔にまとめがちですが、あわてずに丁寧な表現を心がけ、必要な情報をしっかりと伝えましょう。

### ●外部へ電話をかけるとき

▶ This is Jun Kondo, internal medicine physician at Sinai Valley Hospital. May I please speak with Dr. Mark Ross in the ER Department?

サイナイバレー病院の内科医の近藤ジュンと申します。ER のマーク・ロス医師とお話しできますか？

＊ speak to［名前］より speak with［名前］のほうが丁寧。

▶ Hello, this is Jun Kondo. I'm an internal medicine physician from Sinai Valley Hospital. May I speak with Dr. Mark Ross in the ER Department, please? I'm calling about a patient inquiry I've received from him.

サイナイバレー病院内科医の近藤ジュンと申します。ER のマーク・ロス医師とお話しできますか？　先生からいただいた患者様に関するお問い合わせについてご連絡いたしました。

▶ Hello, Dr. Ross. This is Jun Kondo from Sinai Valley Hospital. I called to follow up on your inquiry. Is this a convenient time to talk?

ロス先生、サイナイバレー病院の近藤ジュンです。いただいたお問い合わせについてお電話を差し上げました。今お時間よろしいですか？

＊電話を受けた相手が名乗ったとき。

▶ This is Jun Kondo from internal medicine at Sinai Valley Hospital. May I please speak with Ms. Alison Clark? I'm calling about her appointment on Friday.

サイナイバレー病院内科の近藤ジュンと申します。アリソン・クラーク様はいらっしゃいますか。金曜日の診察の予約についてお電話いたしました。

＊患者さんに電話をしてほかの人が出たとき（相手が家族や職場の人など信頼できる人の場合）。

▶ Hello, Ms. Clark. This is Jun Kondo from internal medicine at Sinai Valley Hospital. I'm calling about your appointment on Friday.

クラーク様、サイナイバレー病院内科の近藤ジュンです。金曜日の診察のご予約についてお電話を差し上げました。

＊患者さん本人が出たとき。

▶ I'd like to speak with someone about ….
…についてお話ししたいのですが（どなたかいらっしゃいますか）。
＊特定の相手がいないとき、名乗ってからこのように言う。


● 内部で電話をかけるとき
▶ This is Jun Kondo from the X Department. May I speak with Dr. Hathaway?
X科の近藤ジュンです。ハサウェイ先生とお話しできますか？
▶ This is Jun Kondo from the X Department. Is Dr. Hathaway available?
X科の近藤ジュンです。ハサウェイ先生はいらっしゃいますか？


● 伝言を残す
　伝言を残したいときは、電話を受けた相手が正確に用件を本人に伝えられるように簡潔かつ漏れのないようにします。リクエスト形式で聞くと丁寧です。
▶ Could I please leave a message for her?
　伝言をお願いしてもよろしいですか？
▶ Could you please ask her to call me back?
　折り返しのお電話をいただけるようお伝え願えますか？
▶ Could you please let her know that …?
　…ということをお伝えいただけますか？
　＊この前に I'd like to leave a message.（伝言をお願いいたします）を添えても良い。


● ボイスメール（留守電）にメッセージを残す
▶ This is Kei Azuma. My number is 1111-2222. I'm calling regarding the online seminar on August twentieth. I would appreciate it if you could call me when you have a moment. Thank you.
東ケイです。番号は 1111-2222 です。8 月 20 日のオンラインセミナーについてご連絡しました。お手隙の際にお電話いただけますと幸いです。よろしくお願いいたします。


　こちらから改めて電話をかける場合は以下のような表現に入れ替えます。
▶ I'll try calling you again.
　またこちらからお電話いたします。

- ● ボイスメールの応答メッセージを設定する（不在時に再生されるメッセージ）

▶ This is Michi Kondo. Please leave your name, phone number（extension number）, a brief message, and a convenient time for me to return your call. Thank you.
近藤ミチです。お名前、お電話番号（内線）、短いメッセージと、折り返しのためご都合の良い時間帯をお知らせください。

▶ You've reached 1234-4567. Please leave your name, number, and a short message. Thank you.
1234-4567 です。お名前、お電話番号とご用件を残してください。よろしくお願いいたします。

＊セールスや間違い電話を想定し、個人名の代わりに電話番号を述べることで個人名を知られるリスクを回避する。

- ● プラス α のひとこと

▶ I'll get back to you as soon as possible.
できるだけ早く折り返しいたします。

- ● 電話を切る前の挨拶

▶ Thank you for your help.：ご協力いただきありがとうございます。

▶ I appreciate your help.：ありがとうございます。
＊対応してくれたときに。

▶ I'll see you on Friday（I'll see you next week）. Goodbye.
それでは、金曜日に（来週）お会いしましょう。では失礼いたします。
＊予約のある患者さんに。

## 伝えるための実践：困ったときの対処法

### ☑ かけてきた相手の名前を確認する

▶ May I ask who's calling?
どちら様でしょうか？ / お名前をお聞きできますか？
＊相手が名乗らなかったときに。 Who is this?（誰？）では失礼。

▶ I'm sorry, I didn't catch your name. May I have your name again, please?
すみません、お名前を聞き取れませんでした。お名前をもう一度おっしゃっていただけますか？

＊名前が聞き取れなかったときに。catch＝「聞き取る」の意味。

● **間違い電話**

▶ I'm sorry, [I believe] you have the wrong number.

　あいにくおかけになった番号が間違っているようです。

　＊相手が間違えたとき。

▶ I'm sorry, I must have misdialed. I'm sorry to have troubled you.

　すみません、電話番号を間違えてしまったようです。ご迷惑をおかけして申し訳ございません。

● **聞き取れない！**

　聞き取れないときはとっさに What? と言ってしまいそうですが、日本語の「何？」というニュアンスと同じで、少しぶっきらぼうに聞こえます。What did you say? も「何て言った？」のニュアンスで、あまり丁寧ではありません。次のように**クッション言葉（I'm sorry, but …, I'm afraid …**）を添える、Could you …? を使うなど調整して丁寧に言いましょう。ひとことで手短に言う場合は Sorry? Excuse me? または Pardon?（何とおっしゃいましたか？）が良いです。

▶ I'm sorry, but I didn't catch that.

　すみません、聞き取れませんでした。

▶ Could you please say that again?

　もう一度おっしゃっていただけますか？

▶ I'm sorry, but could you please repeat that?

▶ I'm sorry, but could you please say that again?

　申し訳ないのですが、もう一度おっしゃっていただけますか？

　＊この場合の repeat は、どちらかというと数字や日付、電話番号、予定などの情報をもう一度言ってもらうときに使う。

▶ I'm sorry, but I'm having a difficult time hearing you.

　申し訳ないのですが、お電話が遠いようです。

▶ We seem to have a poor connection. May I call you back?

　接続状況がよくないようです。こちらからかけ直してもよろしいですか？

# メール対応

## 伝え方の基本：丁寧なメール対応

　グローバル化が進む今、連絡や仕事がメールのみで進む機会が増えました。特に、論文を提出する際のジャーナルの編集部とのやり取りは専用の web サイトもしくはメールで行われます。

　メールはすぐに送れて便利である一方で、注意も必要です。メールはいつまでも残りますし、どのように転送・拡散・利用されるかわかりません。筆者自身、外資系企業でマネージャーに「（あなたが書いたものが）翌日の朝刊の一面に掲載されても恥ずかしくないように！」と言われたのをよく覚えています。

　会社内でもさまざまなかたちでメールが転送されるのを見てきました。情報共有のために "FYI"（**For Your Information**）のコメントが添えられたメールが転送されてきたこともあれば、途中から Cc に加わったメールでは、経緯を辿ると数カ月前から続いているものだったこともあります。また、それらのメールに限らずビジネスのメールなのにくだけた表現や、ぶしつけな表現が入っていて驚いたこともあります。

　前述のようにメールは記録として保存されることもあります。「言った・言わなかった」の議論を避けるためにメールの履歴を確認することもあります。ジャーナルとのやり取りであれば、メールの印象は本人と所属先のレピュテーション（評判）にまで影響します。リスクを最小限に抑えられるよう、言葉遣いに気をつけ、丁寧な文章を心がけましょう。

　また、基本ではありますが、わからないことをごまかしたり、不正をはたらいたり、嘘をつくことは論外です。**倫理感**や integrity（**法令遵守・社会的責任**の遂行といった倫理的な行動に取り組む姿勢、正直で誠実な姿勢）が問われ、それらの記録が関係各所に残るため最大限の注意が必要です。もし相手のコメントや質問が理解できない場合は、そのまま流したり、適当な返答をするのではなく、相手（または英語そのものについてであれば答えられそうな信頼できる人）に確認をして明確にしましょう。

## 伝えるための準備：メールのポイント

　英語のメールは「**簡潔、明確、丁寧**」を目指します。簡潔で誤解や漏れのないように伝えることが大切ですが、あまりにストレートで省略しすぎると失礼になってしまいます。文字のみのコミュニケーションのため、対面の会話のように互いの表情やボディランゲージが見えませんし、声のトーンや抑揚から伝わるニュアンスも含まれません。効果的・効率的で心地良いやり取りのために丁寧で気遣いのあるメールを心がけると、その後の人間関係や仕事にも良い影響が見られるでしょう。

　メールの基本的要素は次の通りです。

☑ 1.　ひと目で内容がわかる件名
☑ 2.　相手との関係性によってカスタマイズされた宛名
☑ 3.　簡潔で明確な本文
☑ 4.　感謝の言葉などポジティブな結び
☑ 5.　結辞
☑ 6.　署名

　日本語のメールでは、「お世話になっております」「よろしくお願いいたします」などの決まり文句を使うと丁寧でかしこまった印象になりますが、英語ではそのような決まり文句や時候の挨拶がありません。また、日本語では本文は説明などの前置きから始まり、その後に本題や結論、依頼などがくることが多い印象です。一方、英語のメールの本文は簡潔で、結論や本題が最初にくることも多く、ときには**用件のみで完結する**こともあります。日本語よりも短い印象ですがそのぶん工夫や気配りを行き届かせて丁寧な文面にしましょう。

## 伝えるための表現の工夫：メールを送るとき

### ☑ 1.　ひと目で内容がわかる件名

　相手が忙しい場合にはメールを開かずに「**inbox（受信箱）**」「**通知**」「**プレビュー**」などで表示される件名だけで、メールを読むかどうかの判断をすることもあります。「自分に関係のあることか」「なぜそのメールを読むべきなのか」「アクション（対応）が必要か」「緊急度はどれくらい高いか」などが伝わるよう

に工夫します。

　件名が表示されるときに大事な情報が（特にスマホなどのデバイスで）画面の
ウィンドウに収まるように、以下の点に注意します。

・可能な限り簡潔にまとめ、ひと目で内容がわかるようにする
・相手が必要なアクション、期限や日程など重要な情報を先に入れる（一番左
　に情報を入れるとスクリーンに表示される）
・冠詞（the, a）は省き、正しい文法や完全な文ではなくて良い
・コロン（：）や、ブラケット（[　]）を使ってすっきりと見やすくする


● 件名の例
▶ Please Review: Presentation Slides
　レビューの依頼：プレゼンテーションのスライド
▶ [Inquiry] Contact info for submission
　［お問い合わせ］提出用の連絡先


☑ 2.　相手との関係性によってカスタマイズされた宛名
▶ Dear [name],
▶ Hello [name],
　一般的に Dear はフォーマルな印象です。医師、患者さん、ジャーナルの連絡
先など、外部の方には Dear Mr./Ms.［名字］、や Dear［名前］が良いでしょ
う。Hello［名前］、を使うこともありますが、フォーマル度は Dear のほうが高
いです。一般的に Hi を使うこともありますが、フレンドリーなニュアンスで普
段から少々カジュアルに接する方が相手の場合は問題ありません。人によっては
Dear や Hello は使わず、相手の名前だけの宛名を使うこともあります。


● 敬　称
▶ Dr. / Professor（Prof.）
　相手が医師や博士、大学教員などで Dr.（先生/博士）あるいは Professor
（Prof.）（教授）の敬称がつく場合は必ず使用します。ジャーナルの連絡先が医
師である場合もありますので、注意して選びましょう。

▶ Mr. / Ms.

　患者さん、取引先など外部の方で、Dr. や Professor が当てはまらない場合は「敬称＋姓」を使います。女性の場合は未婚・既婚の区別のない Ms. が無難です（最近は既婚の女性宛ての Mrs. はほとんど見ません）。

---

**米国で活躍する日本人医師・百武先生からのアドバイス**

　Mx.（ミクス）など、ジェンダーニュートラルな敬称も社会的に認知度があがってきました。私個人としてはカルテ上で見たことはまだありませんが、これから変わっていくかもしれません。「ファーストネームから男性か女性か判別が難しい」もしくは「LGBTQ の方とわかっている」など、危惧する点がある場合はファーストネームのみに留めるようにします。機械的な印象になってしまいますが、フルネームを書いてしまうという対処法も考えられます。

---

▶ Dear all,

　複数人宛ての場合は**連名**にするか、多い場合は Dear all を使います。「何人から Dear all を使うか」の決まったルールはないのですが、目安としては 2〜3 名までは名前を書き出し、それより多くなる場合は Dear all が良いでしょう。ただその場合、「誰に宛てているのか」「誰に関連するのか」がはっきりしないので、マスメール（つまり個人的には関係ない）と捉えられて読まれない可能性もあります。Dear all で届いたメールは、パーソナルではなく事務的な印象にもなります。できるだけ名前を書くことをおすすめします。

## ☑ 3. 簡潔で明確な本文

　英語のメールでは、いきなり本題に入っても基本的に問題ありません。時候の挨拶や「お世話になっております」「○○大学/病院の XX です」と毎回名乗るような文章は不要です。ただし、本題に入る前に、前後の出来事（ミーティングなど）や本題につながる文で始めると丁寧なワンクッションになり、唐突すぎず自然な流れをつくります。たとえば、オンラインで話をした翌日であれば、Thank you for taking the time to talk with me yesterday.（昨日はお時間をいただきありがとうございました）と始めます。

　また、I hope this [email] finds you well. や I hope all is well.（「お元気にお過ごしかと存じます」「お変わりないでしょうか」のニュアンス）といった書き出し

を見ることがあります（英語話者、日本語話者ともに）。日本語の「お世話に
なっております」のような役割を持つフレーズとして使う方もいます。前回の連
絡から時間が経っている場合は不自然ではありませんが、実際には省いても問題
ありません。なかにはこのような前置きは不要で、早く本題に入ってほしいと思
う方もいます。

さらに、本題では**用件や結論が最初に示される**ことが多いです。ただし、よく
ない知らせを伝えるときや相手との関係性など、場合によっては説明から入るこ
ともあります。別の話や経緯などの説明が長いと、本題にたどり着く前に読むの
をやめられてしまったり、「このメールのポイントは何だろう？」と思われてし
まうこともありますので、できるだけ簡潔にまとめるよう工夫しましょう。

分量はスクロールなしで一覧できる長さが理想です。at this point in time を
now にする、in order to を to にするなど、冗長にならないように気を配り、1 語
でも減らす工夫をします。

文字は英語のフォントで統一します。日本語の記号（〒、【】、～、★、◎、△
など）や機種依存文字は相手のデバイスで文字化けする可能性があるので避けま
しょう。絵文字や「！」も使わないほうがベストです。

● 初めてメールを送るとき
▶ My name is Akira Kanno, from Tokyo Metropolitan University Hospital, and I am
writing about ….
東京都立大学病院の菅野晶と申します。…についてご連絡いたします。
▶ My name is Mika Asano, and I am a second-year intern at the Clinical Intern
Program at Kowloon Medical Center in Hong Kong. I was introduced to your
journal by Dr. Yuzo Takeda of Cleveland General Hospital.
香港の九龍メディカルセンター、インターン 2 年目の浅野美香と申します。
クリーブランドジェネラルホスピタルの武田祐三先生に貴誌を紹介いただきま
した。

● 用件の書き出し表現
▶ This is to inform you that ….：…についてお知らせします。

▶ I'd like to update you on …. : …の進捗についてご連絡します。

▶ I'd like to follow up on …. : …について現在の状況を確認したいのですが…。

▶ This is a reminder that …. : （再度の）確認のご連絡になりますが…。


● 問い合わせをする

▶ I'd like to ask about …. : …について質問があります。

▶ I have a few questions regarding …. : …についていくつか質問があります。

▶ I'd like to ask for more information about ….

　…について詳細をお聞きしたく存じます。


● 返信する

▶ Thank you for your email (reply).

　メール（お返事）をいただきありがとうございます。

▶ Thank you for contacting me [about …].

　（…について）ご連絡いただきありがとうございます。


## ☑ 4. 感謝の言葉などポジティブな結び

　日本語の「よろしくお願いいたします」にあたる言葉はありませんが、相手と
内容に合わせてカスタマイズします。挨拶や感謝の意を伝えるなど、次につなが
る前向きな文で締めくくることをおすすめします。

▶ I look forward to hearing from you.

　お返事をお待ちしております。

　＊この場合の look forward to は「楽しみにしている」という意味ではなく、決まった言い回し。

▶ I hope to hear from you at your earliest convenience.

　ご都合がつき次第、お返事をいただけますと幸いです。

▶ I look forward to meeting with you.

　お会いできるのを楽しみにしております。

　＊ look forward to meeting you ＝初めて会うとき。

　＊ look forward to meeting with you または seeing you ＝再度会うとき。

▶ I look forward to seeing you at the meeting (at the appointment).

　ミーティングで（診察などの予約時に）お会いできるのを楽しみにしております。

▶ I'm looking forward to seeing you on Friday.
金曜日にお会いできることを楽しみにしております。

● 感謝を伝える

▶ Thank you for your continued support. ：引き続きのご協力にお礼申し上げます。

▶ Thank you again for your help with this article.
この論文にご協力いただき、重ねて感謝申し上げます。

● 意見やアドバイスがほしいとき

▶ If you have any suggestions, please let us know.
提案などがございましたら、ご教示いただけますと幸いです。

▶ I would greatly appreciate your advice.
アドバイスいただけますと助かります。

▶ I would greatly appreciate it if you could share your thoughts on this.
この件についてご意見いただけますと幸いです。

● 気軽に質問や連絡をしてもらうためのひとこと

▶ If you have any questions or concerns, please let me know.
ご質問や気になる点などございましたらお知らせください。

▶ If you have any questions, please don't hesitate to contact me.
ご質問がありましたらお気軽にご連絡ください。

▶ Please feel free to contact me at any time.
いつでもお気軽にご連絡ください。

### ☑ 5. 結　辞

　結辞は最後の挨拶として、自分の名前の前にカンマを付けて入れる言葉です。対応する和訳はなく、使い分けの決まりもありませんがフォーマルさの度合いや相手との関係性によってカスタマイズします。次の丁寧レベルを参考にしてください。ほかの方からのメールで使われている結辞も参考になります。ジャーナルや医師の方相手には Sincerely yours, など丁寧レベルの高い結辞がベストです。名前のみを記載する方もいます。

## とても丁寧　★★★

▶ Sincerely yours,

▶ Respectfully yours,

▶ Sincerely,

▶ Best regards,

## 丁寧　★★

▶ With regards,

▶ Kind regards,

▶ Best wishes,

▶ Best,

▶ Regards,

## カジュアル　★

▶ Thanks,

▶ Take care,

　相手との関係性に合わせて前述の点を調整すると総合的に丁寧なメールになります。次項では各場面を想定した例文集を紹介します。このほかに、みなさまの元に日々届くメールで見た良い表現や書き方を集め、ご自身の表現集やテンプレート集に追加してみてください。応用やカスタマイズする際に役立ちます。

☑ **6. 署 名**

　日本語の場合は所属先が先に来て、名前が下に記載されることがありますが、英語の場合は名前が先に来ます。下記のサンプルをご覧ください。


Sincerely,

　　　　　　　　　　　　　　　＊スペースをあける。

**Risa Bando, M.D., Ph.D.**　＊名前をボールドにする（見やすいように）。

Assistant Professor　　　　　＊役職（Faculty, Internal Medicine Resident, Clinical Fellow など）。

Department of X　　　　　　＊所属部署、所属先の順番。

XX Hospital

1-1-1 Minato-ku, Tokyo 100-0000, Japan

Phone: ＋81-(0)3-2222-3333　＊海外からも電話できるように国際電話識別番号と日本の国番号番号を追加。

Email: rbando@xxxxxx　　　＊メールアドレス


● **連絡先**

ジャーナルに論文を提出する際、連絡先には以下のように（Corresponding author）を追加します。


▶ Risa Bando, M.D., Ph.D.（Corresponding author）


名前表記はファーストネーム（名）が先で、次にラストネーム（姓）が来ます。M.D. や Ph.D. のピリオドの場所、スペースの有無など表記方法にも気を付けましょう。

誤）M. D.　MD　MD.　　　　　　　　→　正）M.D.

誤）PhD　PHD　Ph D　PH.D.　Ph. D.　→　正）Ph.D.

# 伝えるための実践：状況に合わせたメール

## ☑ 論文の提出

● ジャーナルに論文を提出する

---

Subject: Submission of manuscript

---

Dear Dr. Hays,

On behalf of all the authors, I would like to ask you to consider our manuscript entitled "Title" for publication as an original research article in *Journal of X Surgery*.

The purpose of this research is ….

This manuscript consists of 50 text pages, 10 tables, and 8 figures. This manuscript has not been published and is not under consideration for publication elsewhere. All the authors have read the manuscript and have approved this submission. No financial support was provided for this study. The authors report no conflicts of interest.

A cover letter is enclosed.

Thank you for your kind consideration of our manuscript, and we look forward to hearing from you.

Sincerely yours,

**Hiromi Kondo, M.D.** (Corresponding author)
Department of Pediatrics
XX Hospital
1-1-1 Chuo-ku, Tokyo 100-0000, Japan
Phone: + 81-(0)3-1111-2222
Email: hkondo@xxxxxx

```
--------------------------------
件名：原稿の提出
--------------------------------
```

ヘイズ先生

共著者を代表いたしまして、論文「タイトル」を貴誌 *Journal of X Surgery* にオリジナルの研究論文として掲載されることをご検討いただきたく、ご連絡申し上げます。

この研究の目的は…。

本論文はテキストが 50 ページ、表 10 点、図 8 点を含みます。本論文は未発表であり、ほかの媒体での掲載は検討されておりません。共著者全員が本論文を読み、投稿を承認いたしました。本研究に対し金銭的支援はありませんでした。共著者は報告すべき利益相反はございません。

カバーレターも同封しております。

本論文をご検討いただき、ありがとうございます。
（ご連絡をいただけますと幸いに存じます。）

**近藤　弘見 M.D.**（責任著者）
XX 病院小児科
東京都中央区 1-1-1　100-0000
電話番号：＋81-(0)3-1111-2222
E-mail: hkondo@xxxxxx

　　以降、重複しますので署名は割愛しますが、メールやレターの最後には差出人の所属や連絡先を必ず明記しましょう。

### 米国で活躍する日本人医師・百武先生からのアドバイス

　　最近では、論文専用のウェブページにカバーレターなどをアップロードし提出することがほとんどで、学会事務局やジャーナルとのやり取りもメールではなく専用に設けられたウェブサイト上で行うことが多くなりました。とはいえ、昔ながらのメールで論文を投稿するタイプのジャーナルも、かなり少なくはなりましたが残っています。紹介いただいたこちらの例文は、カバーレターの内容としても使えますので参考にしてみてください。

● ジャーナルに論文を提出後、何も連絡がないとき

　ジャーナルから連絡がない、あるいはウェブページ上のステータスに変更がないなどジャーナルへの問い合わせが必要な場合もあります。しかし、状況は知りたいけれど聞くのは厚かましく迷惑なのではないかと考えたり、急かしているような印象は与えたくないと連絡をためらうこともあるかと思います。以下のようなアプローチをとるとスマートに状況の確認ができます。

---

```
-----------------------------
Subject: [Confirmation Request] Manuscript Status
-----------------------------
Dear Dr. Yang,

I submitted a manuscript entitled "Title" on Monday, September 13th, but have not received a
notification regarding its receipt or status. We would greatly appreciate it if you could let us
know the current status and when a decision is to be made.

Thank you for your consideration.

Sincerely,

Risa Bando, M.D., Ph.D. (Corresponding author)
-----------------------------
-----------------------------
件名：［確認依頼］原稿の状況
-----------------------------
ヤン先生

9月13日（月）に「タイトル」というタイトルの論文を提出（投稿）いたしましたが、その受領確認やステータスに関する通知を受け取っておりません。恐れ入りますが、現在の状況と審査結果の時期をご教示いただけますと幸いです。

ご検討いただき、ありがとうございます。

坂東　理沙 M.D., Ph.D.
```

# ☑ カンファレンス、ミーティングの連絡

● カンファレンス主催者にプレゼン資料を送る

---

Subject: Presentation Slides for XYZ Conference（Nov. 7）

---

Dear Dr. Carter,

My name is Yuka Ochiai from Sophia University Hospital, and I'm scheduled to speak at the XYZ Conference on November 7th.

I'm sending the slides that I plan to use during my presentation.
I would appreciate it if you would be kind enough to arrange this to be displayed during my time slot.

Session:　Casc Studies from Japan
Time Slot:　3:00 p.m.-3:25 p.m., November 7th

Please let me know if you have any questions or concerns.

Sincerely yours,

**Yuka Ochiai, M.D.**

---
---

件名：XYZ カンファレンス（11 月 7 日）用プレゼンテーションスライド

---

カーター先生

ソフィア大学病院の落合友香と申します。このたび、11 月 7 日に開催される XYZ カンファレンスで講演の機会をいただきました。

つきましては、講演で使用するスライドをお送りいたします。
以下の講演枠でこちらを投影されるようご手配いただけますと幸いです。

セッション：　日本のケーススタディ
講演枠：　　　11 月 7 日　午後 3 時〜3 時 25 分

ご質問やご不明な点がございましたらご連絡ください。

落合　由香 M.D.

● 論文の共著者の先生とのミーティングをリクエストする

```
------------------------------
Subject: Meeting Request
------------------------------
```

Dear Dr. Avery,

Thank you for your feedback on the draft.

I'd like to schedule a meeting with you to go over the manuscript.

Could you let me know your availability for a video conference later this week? I am usually free between 8:00 a.m. to 9:00 a.m.（EST）and 7:00 p.m. to 8:00 p.m.（EST）on weekdays.

If these times are not convenient for you, please let me know your availability for Sundays and Mondays（EST）.

I look forward to hearing from you.

Best regards,
Shin

```
------------------------------
------------------------------
```
件名：ミーティングのお願い
```
------------------------------
```

エイブリー先生

論文の原稿に関してフィードバックをいただきありがとうございました。

原稿についてお話しをするため、ミーティングを設定したく存じます。

ビデオ会議のため、今週のご都合を教えていただけますでしょうか。私は通常、平日の午前8時から午前9時（米国東部時間）、午後7時から午後8時（米国東部時間）の時間帯が空いております。

上記の時間帯のご都合がよくない場合は、日曜と月曜（米国東部時間）のご都合をお知らせいただけますと幸いです。

どうぞよろしくお願いいたします。

シン

## ☑ その他

● 同僚に感謝のメールを送る

ここでは、本文のみをご紹介します。

---

Dear Erica,

Thank you very much for your assistance with preparing for my presentation yesterday.

It was kind of you to offer your time, and thanks to you, my presentation was much improved.

My presentation would not have been so successful without your help.

Again, thank you for your kind support.

Best wishes,
May

------------------------------

エリカ

昨日はプレゼンテーションの準備にご協力いただきありがとうございました。

ご親切にお時間をいただき、助かりました。おかげさまでプレゼンはとても改善されました。

エリカの力がなければここまでうまくいくことはありませんでした。

改めまして、本当にありがとうございました。

メイ

---

● インターン中の所属先の指導医に推薦状を依頼する

基本的に、推薦状を依頼するのはメールではなく対面でお願いするのが良いですが、次のようなメールを事前に送っておくとより話がスムーズに進みやすくなります。

Dear Dr. Schwartz,

Thank you so much for welcoming me to your team since last week.

I am learning a lot about lung transplants, and I am impressed by how the interdisciplinary team members work together to make this complicated process possible. This internship has helped me solidify my goal of becoming a lung transplant surgeon.

I am passionate about pursuing transplant surgery in order to take this knowledge and skills back to my home country, Japan, and I hope to come to the U.S. for residency next year.

I would truly appreciate it if you could write a letter of recommendation for me for residency after completion of this internship. I would be happy to meet with you and discuss this in more detail.

I have attached my CV to this email for your reference.

Thank you for your time, and I look forward to working with you tomorrow.

Sincerely,
Shin Takada
-----------------------------
シュワルツ先生

(先週から）先生のチームに迎え入れていただきありがとうございます。

日々肺移植について多くを学んでおり、特に多職種のチームが力を合わせてこの複雑な過程を可能にしていく場面に感動しています。このインターンシップを通じて、肺移植外科医になりたいという目標が確固たるものになりました。

私は母国である日本に移植外科の知識や技術を是非持ち帰りたいと強く願っており、来年レジデンシーとして渡米したいと考えております。

このインターンシップの終了時、レジデンシーへの推薦状をシュワルツ先生に書いていただけたら幸いに存じます。このことについて、詳しくは会ってお話しできればと思います。

私の履歴書をこのメールに添付いたしましたのでご参照ください。
また明日もよろしくお願いいたします。

高田シン

## ● イベント登壇の依頼をする

Dear Professor Lancet,

We are currently planning an event entitled "Virtual Annual X Conference" to be held October 20-21, 2022, and we are wondering if you would be able to deliver a lecture on that occasion.

The APAC X Association aims to share knowledge on X research, develop networks with Y, and form collaborations on Z research.

This event has been held onsite in Tokyo since 2005. In 2020, it was held virtually given the situation brought by the COVID-19 pandemic. As it was a success, we extended the invitation to a larger audience in 2021, including researchers and doctors in the U.S., U.K., and X regions. We would like to ask you to give a keynote lecture to kick off the mini-lecture series on Day One of the event. We have outlined the tentative event details in the attached document for your reference.

We sincerely hope that you will accept our invitation.

If you have any questions, please feel free to contact us.

We look forward to hearing from you.

Sincerely yours,

Kenji Bando, M.D.
Chair
APAC X Association

------------------------------

ランセット教授

現在、2022 年 10 月 20 日〜21 日に開催される "Virtual Annual X Conference" と題したイベントを企画しており、同イベントにて先生にご講演いただきたくご連絡申し上げます。

APAC X Association は、X の研究に関する知識を共有し、Y とのネットワークを構築し、Z の研究のコラボレーションを築くことを目的としています。

このイベントは 2005 年より東京で現地開催されてきました。2020 年には COVID-19（新型コロナウイルス）のパンデミックの影響を受け、オンラインで開催いたしました。盛況だったため、2021 年には米国、英国、…の地域の研究者や医師の方々を含めたより多くの方々にご参加いただきました。つきましては、イベントの初日に、ミニレクチャーシリーズのキックオフとなる基調講演をお願いしたいと考えています。添付ファイルにイベントの詳細をまとめましたのでご参照くださいませ。

ランセット教授のご登壇をぜひお願いできますと幸いに存じます。

ご質問などございましたら、お気軽にご連絡ください。

どうぞよろしくお願い申し上げます。

APAC X 協会会長
板東　賢二

# Chapter

## 6

# ミーティング・
# ディスカッション

　ミーティングやディスカッションは会議室などで行われる正式なもの
だけではありません。用途によってさまざまですが、医療の現場では主
に以下のように分類されると考えられます。

- カンファレンス
- 症例報告・症例検討
- 申し送り（引継ぎ）

　参加者や聴衆に向けて発表する場面については、4章「プレゼンテー
ション」のフレーズやヒントも参考にされてください。

　ディスカッションでは聞くだけでなく、発言をすることでその場に貢
献できます。周りからも意見が加わり、議論が深まったり展開したりと
ディスカッションを建設的に進めることができます。また、意見を述べ
るときに「…と思います」と言うのと、「…のデータによると、…です」
や「…だと確信しています」と言うのでは印象も説得力も大きく変わり
ます。言い出しフレーズで工夫し、伝えたいメッセージをより明確かつ
丁寧に伝えるように意識しましょう。

　診療の現場だけでなくこのような場面での伝達漏れから医療ミスが生
じ、患者さんの不利益や、最悪の場合には訴訟へとつながることもあり
得るため、重要な項目の伝え漏れや聞き漏らし、勘違い、誤解などのな
いようにすることが重要です。

## 伝え方の基本：各ミーティングの特徴

　ミーティングは、「カンファレンス」「申し送り」「学会」など多岐にわたります。カンファレンスの中には医療訴訟も想定に入れ、「適切なタイミングで、適切な処置を行った」「最善の方法を検討した」という記録を残すために行われているケースもあると思います。いずれの場面でも誤解や混乱を招かないよう、症例の検査データや治療方針、経過、あるいは研究内容が正確に伝わる理解しやすい言葉を選びたいところです。また、各場面に適した表現をいくつか知っておくと、より効果的に情報や意見の共有をすることができます。

### ☑ カンファレンス（症例報告・症例検討）

　院内から学会まで、症例報告・症例検討会の規模や内容はさまざまで、実施方法も異なります。基本的には教育の一環として症例報告の機会を設けていることが多いと思いますが、希少疾患の治療方針について他院の専門医へアドバイスを求めるような、より専門性の高い勉強会もあります。

　このような場面での英語表現に決まりはなく、特別丁寧でフォーマルな言い回しではありませんが、症例報告で**よく用いられる医学的な表現**はあります。これらの表現に慣れるためには英語の医学ジャーナルが参考になります。たとえば、New England Journal of Medicine には Case Reports というセクションがありますので、ぜひ参考になさってください。「書き言葉」と「話し言葉」には違いがありますが、実際の報告を聞いたり記事を読んだりすることでその違いを感覚としてつかめてきます。参考までにその一例を紹介します（表1）。

表1　書き言葉と話し言葉の一例（言い換え）

| 書き言葉 | 話し言葉 |
|---|---|
| furthermore | in addition |
| moreover | besides |
| additionally | on top of that |
| hence | so, / that's why / for this reason |
| accordingly | as a result |
| notwithstanding | in spite of / although |
| as an aside, ⋯ | by the way, ⋯ |
| therefore, ⋯ | so, ⋯ |

## ☑ 申し送り（心構え）

　申し送りは患者さんの**状態**、**治療方針**、**必要な処置**、**注意するポイント**などを引き継ぐことを目的とします。日本よりもシフト勤務・チーム診療が進む米国では、夜勤や週末のチームへの申し送りは特に大切な業務の1つです。カンファレンスよりもさらに短く、情報を簡潔にまとめて伝える必要があります。忙しいとつい焦ってしまいますが、誤った情報が治療の進行や病状、そして命にも関わる恐れがありますので正確、かつ確実に伝えることが重要です。

### 米国で活躍する日本人医師・百武先生からのアドバイス

　米国では基本的に日本の「当直」のように日中も働いて夜も…という勤務は少なく、夜勤は夜勤シフトのチームに引継ぎを行います。主治医制ではないので、きちんと引継ぎをすれば基本的に夜間・週末には患者さんに関する報告・相談の連絡は入らず、オン・オフをしっかりとつけた勤務が可能です。

## 伝えるための準備：患者の状態を正確、かつ迅速に伝える

### ☑ 申し送り（具体的な準備）

　申し送り（引き継ぎ）では伝える内容が限定されており、伝える際のフォーマットもほぼ決まっているため、そのフレーズを「テンプレート化」しておくと便利です。その都度頭の中で情報を整理して報告の内容を考え、言い方を作文（日本語から英語へ変換）していては時間がかかり相手を待たせてしまいますし、お互いに疲れてしまいます。表現方法を練習しておけば、あとは必要な内容や情報にカスタマイズするだけで効率よく伝えられます。

● 情報の一例

・患者さんの氏名、年齢、性別
・病名
・治療や手術の内容
・治療や手術の結果、現在の状態
・経過時間、入院期間、通院期間など
・薬や処置の内容
・次のチームがやるべき項目や注意すべき点など

▶ Ms. Lisa Winter, a twenty-two-year-old woman with stage IV gastric adenocarcinoma. She is undergoing radiation therapy. Has been reporting five out of ten abdominal pain that responds well to morphine. Also has nausea, diarrhea, and gastrointestinal bleeding. We will need an abdominal CT, ….

リサ・ウィンターさん。22 歳の女性。ステージ IV の胃腺がんです。現在、放射線治療を受けています。モルヒネが著効する 5/10 程度の腹痛を訴えています。また、吐き気、下痢、消化管出血もあります。腹部 CT が必要で…。

医療者間の申し送り・**引継ぎ**では、**専門用語を使って簡潔に伝えます**。完全なセンテンスは不要ですが、痛みなど何か症状がある場合は現行治療とその効果もひとこと添えるのが良いです。引き継ぎの場面では丁寧さよりも要点を簡潔に伝えることが重要です。

● **入院時**

▶ Mr. Thomas Jones is an 86 year-old man who has been admitted for stem cell transplant for multiple myeloma on August 5th. He will receive treatment on August 7th. Vitals are stable. He needs assistance with walking（meals）and is high fall（aspiration）risk. He will also be neutropenic and thrombocytopenic post-treatment, and will need close monitoring. He will not be allowed to have visitors until 5 days post-treatment.

トーマス・ジョーンズ氏（名前）は 8 月 5 日（日付）に多発性骨髄腫（診断名）の幹細胞移植（治療法）のために入院した 86 歳の男性です。彼は 8 月 7 日に治療を受けます。バイタルは安定しています。彼は歩行（食事）の介助を必要とし、転倒（誤嚥）のリスクが高いです。また、治療後は好中球減少症および血小板減少症が出現するため、綿密なモニタリングが必要です。治療 5 日後までは、面会はできません。

● **手術後**

▶ Ms. Lisa Winters has received total gastrectomy for stage II gastric adenocarcinoma on December 2nd. OR time was 4 hours, blood loss was 250 ml, and she returned to the room at 8 p.m. Post-op, she is in stable condition, but is complaining of abdominal pain that responds well to hydromorphone PCA. She has a drain on left mid-abdomen that needs to be flushed twice daily, and will be removed on POD 3. We need to monitor her vitals and daily labs. If she has nausea, ondansetron IV is ordered for as needed.

リサ・ウィンターズさん（名前）は 12 月 2 日（日付）にステージ II の胃腺がんに対し、胃全摘術（治療法）を受けました。手術は 4 時間（所要時間）、失血量は 250 ml（数値）で、午後 8 時（時間）に帰室しました。術後、彼女は安定した状態ですが、ヒドロモルフォン PCA が著効する腹痛を訴えています。彼女は左中腹部にドレーンがあり、1 日 2 回フラッシュする必要がありますが、術後 3 日で抜去されます。バイタルと毎日の検査結果をフォローする必要があります。吐き気がある場合、頓服のオンダンセトロン IV が処方されています。

患者さんの状態（バイタルサイン、血液検査の結果など）は常にアップデートしておきましょう。特に状態が変動している場合、その変化や経過を伝え、どのように対応すべきなのかも含めて申し送りをすると良いです。「忙しそうだから」「面倒だから」「不要だろう」などと決めつけず丁寧に行います。

## ☑ ミーティングのファシリテーション

大規模なカンファレンスなどのミーティングでは専門のファシリテーターや経験のある方がファシリテーションをする場合が多いですが、診療科内や院内など小規模の場合は参加者がローテーションで担当することもあります。進行のために使うフレーズは決まったものが多いので、あらかじめ覚えておくとスムーズな進行に役立ちます。

## 伝えるための表現　その 1：ミーティング全般

### ☑ 全体の流れ

● はじめのひとこと

▶ Good morning. / Good afternoon.：おはようございます/こんにちは。

▶ Let's wait a few more minutes for everyone to arrive (join).
ほかの方が到着（参加）されるまであと数分待ちましょう。

▶ In the interest of time, let's get started.

時間の都合がありますので、始めましょう。

▶Thank you for making time to attend (participate in) this meeting.

本日はミーティングのお時間をいただきありがとうございます。


● アジェンダとミーティングの流れを伝える

事前にアジェンダ（議題）が共有され、その内容と順番に沿って進みます。各議題や項目の所要時間が決まっていることもあります。タイムキーパーがいる場合もありますが、それ以外ではファシリテーターや議事録の担当者（minute taker, note taker）が時間管理をし、予定時間を超える場合は中断したりまとめに入るよう促す必要があります。

▶The purpose of our meeting is to ….

このミーティングの目的は、…することです。

▶We have three main items to discuss today. The first is …. The second is …. The third is ….

本日は話し合うことが3つあります。1つ目に…。2つ目に…。最後に…。

▶First, we'll take about five minutes to go over the outline of the procedure (operation). Then, we'll spend ten minutes sharing experiences and best practices related to the procedure (operation). We'll spend the last five minutes summarizing what we've agreed on and discussing the next steps.

最初の5分は手術の概要についてお話しします。次に、10分ほど使いみなさんの経験や知識から最良の方法を共有します。最後の5分で合意した内容をまとめ、次のステップを確認いたします。

▶Let's start by sharing patient updates.

まずは患者さんの現在の状態について共有しましょう。

▶Please feel free to jump in whenever you have any questions or comments.

ご質問やコメントなどありましたらいつでもご発言ください。


● 時間管理・アジェンダに沿って進む（トピックの切り替え）

ミーティングを効率よく進めるため、時間配分を意識しながら話を切り上げたり、スピーカーにまとめに入るよう促したりします。そしてトピックをつなげるためのフレーズをうまく使い、トピック間の自然な流れをつくります。

▶Does anyone have a question or comment at this point [before we move on]?

今の時点で（次に進む前に）、どなたかご質問やコメントなどはございますか？

▶ Now, let's move on to the next item on the agenda.
それでは、アジェンダの次のトピックに移りましょう。


● 質問やコメントを受ける

1つのトピックや議題について話し終わり、次に進む前に質問やコメントを受け付けます。

▶ Does anyone have any questions [or comments]?
質問（やコメント）はありますか？

▶ Is there anything else we should discuss?
ほかに話すべきことはありますか？

▶ Please let me know if I can clarify anything.
何かご不明な点がありましたら、お知らせください。


● 返事の例（質問やコメントがないとき）

▶ I don't have any [further] questions (comments), thank you.
（ほかに）質問（コメント）はありません。ありがとうございます。


● スピーカーのバトンタッチ

スピーカーが変わる際は、次のように「話者交代」の合図となる表現を用います。ニュース番組などで中継先のレポーターに呼びかける際や、アナウンサーが交代する際にもよく用いられますので、耳にしたことのあるフレーズもあるかもしれません。

▶ Now, I'd like to turn it over to Alison.
それでは、アリソンにお話しいただきます。

▶ I'd like to hand it over to Wilson to explain the details.
詳細についてはウィルソンにお話しいただきます。

＊次の人に「代わっていただきます」「交代します」「（スピーカーの役割を）渡します」のニュアンス。

▶ Let's start with Christina.：クリスティーナから始めましょう。

▶ Over to you, Lisa.：ではリサ、どうぞ。

▶ Back to you, Christina.
クリスティーナ、どうぞ（あなたにスピーカーの役割を戻します）。

▶ Next, Owen will tell us about ….

次に、オーウェンが…についてお話しします。

● ミーティングをまとめる

　ミーティングの終わりに近づくと、残り時間や必要に応じて質問やコメントを募り、「wrap-up（まとめ）」に入ります。合意した内容を簡潔にまとめ、次のステップやアクションとそれぞれの担当者や期限について確認します。

▶ Does anyone have any final (last-minute) questions or comments?

　最後に質問やコメントのある方はいますか？

▶ Is there anything that we haven't covered?

　まだ話が及んでいないことで、触れるべきことはありますか？

▶ Let's summarize what we discussed.：話し合ったことをまとめましょう。

▶ Let's make sure that everyone is on the same page.

　全員が共通の理解でいることを確認しましょう。

　＊ on the same page は「考えが同じで」「同意して」「同じ理解や見解を持つ」の意味。

## 伝えるための実践　その1：ミーティング全般

### ☑ 発言をする際の「タイミング」「合図」「言い出しフレーズ」

　ミーティングの種類にもよりますが、必ずしも手を挙げて発言をする形式であったり、順序よく発言の機会が回ってくるとは限りません。場合によっては**話に割って入る必要もある**かもしれません。ただし、プレゼンテーションや学会発表のような場面ではスピーカーが話し終わる際や質疑応答・コメントのタイミングでの発言が適しているでしょう。

　話に割って入るときは次のようなタイミングを狙ってみてください。

1. 相手が息継ぎをするとき
2. センテンスが終わったとき
3. 「ここで発言をすると最もインパクトがある・貢献できる」、または「誤りを修正する・情報を追加する」とき

## ● 日本語と英語での会話の間合いの違い

　発言のタイミングをつかむには、英語圏と日本での「間合い」の感覚や捉え方の違いを理解することが重要です。日本語話者にとって間を取ることには意味が含まれるため、相手が間を取った場合は相手が話し終わるのを待ちます。

　一方、英語話者は間を埋める傾向にあります。たとえば、日本語話者が間を取ろうとすると英語話者はその間を埋めようと発言しますので、日本語話者は「割り込まれた」「まだ話が終わっていないのに」と感じるかもしれません。間を黙っているのだと捉えられ、「理解していない」「意見がない」と思われてしまう可能性もあります。次の言葉を考えるなど、間をつなぐ必要がある場合に用いる filler words の注意点と置き換え表現については、2章（p. 16）も参照ください。

## ● 時間稼ぎや考えたいときのヒント

　時間を稼ぎたいときや考えたいときには次のようなフレーズを挟むことも有効です。

▶ That's a good question.：良い質問ですね。

　「鋭いご指摘ですね」というニュアンスを含むこともあります。That's a great question. Let me see …. と挟むと、相手は「ちょっと考えたい、時間がほしい」ということを察してくれるでしょう。

　文字通りの意味もあります。「良い質問をしましたね」「よく気がつきましたね」という反応があると、相手は質問してよかったと思うでしょう。

## ● 話についていけなくなりそうなとき

　内容を確認するために会話を中断することもできます。理解があいまいなまま話が進むと、さらについていけなくなり、どんどん迷いが深まってしまいますし、大事な部分である場合はミスにつながるリスクがあります。不明確なまま流

したりせずに、その場で速やかに確認したほうが安全です。ただし、中断が適切でない場合もあるので状況に合わせて判断しましょう。その都度話を中断していてはスムーズな進行の妨げになり、参加者全員の時間を奪ってしまうことにもなります。完全には理解できなくても「話全体の理解には影響ない部分なのか」「その場で確認すべき重要な部分なのか」をある程度判断する必要があります。

　発言する際はぶしつけにならないよう、丁寧で自然な表現を意識します。以下の例文から、そのときどきで適切な表現を使ってみてください。

●**話に割って入るとき**

▶Sorry, could I jump in?：すみません、ちょっと割り込んでもいいですか？

▶Sorry to interrupt, but ….：話に割り込んで申し訳ないのですが…。

▶Excuse me（Pardon me）for interrupting, but ….
　お話の途中で申し訳ないのですが…。

▶I'm sorry, [but] may I interrupt for a second? I believe that ….
　すみませんが、少しだけ中断してもよろしいですか？　…だと思います。

▶Sorry, before you go on, ….：すみません、話を進める前に…。

▶Could I just confirm something?：1つ確認してもよろしいですか？

▶I have a quick question.：ちょっと質問があります。

▶Excuse me for interrupting, but I'd just like to confirm something.
　お話の途中で申し訳ありませんが、1つ確認したいことがあります。

▶Do you mind if I add something?：私から付け加えてもいいですか？

●**同意や反応を示して発言のきっかけをつくる**

▶I agree with Alice. Also, ….：アリスに同意します。さらに…。

▶That is absolutely right. In addition, I believe that ….
　おっしゃる通りです。さらに、私は…だと思います。

●**話を展開させる**

▶I'd just like to add that ….：ちょっと追加したいのですが…。

▶Actually, ….：実は…。

● 詳細を聞く、意見やほかの点について尋ねる

▶ How about …? : …はいかがですか？

▶ Sorry, could you please explain that a little more?
　すみません、もう少し詳しくお話しいただけますか？

▶ Would you mind telling us more about that?
　それについてもう少しお話しいただけますか？


● さらに説明してもらう

▶ Could you tell me more [about X]?
　（X について）もう少し教えていただけますか？

▶ Could you give me an example? : 例を 1 つ挙げていただけますか？

▶ Could you help me understand X?
　X について理解したいので、（もう少し）教えていただけますか？


● ほかの選択肢を提案する

▶ Another option might be …. : ほかの選択肢として…が考えられるかもしれません。

▶ We might also consider …. : …も検討（考慮）すると良いかもしれません。

▶ Let's explore other options. : ほかの選択肢も検討しましょう。

▶ It seems that there are alternatives.
　ほかの選択肢（代替案）もあるように思います。


● 丁寧に意見を述べる

　意見にはミーティングに貢献し、話を発展させる大切な役割がありますが、その伝え方も重要です。たとえば、「…だと思います」と言うのと、「…だと確信しています」「…によると…です」と言うのとでは重みも受け取り方も変わります。また、「…だと思います」と言いたいときに I think …とその都度英語に置き換えて言うと少々弱い印象になります。「意見の強弱」「確信の度合い」「根拠」など、その都度言い出しのフレーズを工夫する習慣を身につけてみてください。

　以下のパターンを覚えておくと、状況に合った伝え方の幅が広がります。


● 確信の度合い（強→弱）

▶ I believe that this is the best option for the patient.

この患者さんにはこの選択肢が最善だと確信しています。

▶ I feel confident that the intern will perform well in her new role.
インターンが新しい役割でうまくいくということを確信しています（自信を持って言えます）。

▶ I'm convinced that she is most qualified for the position.
彼女がこのポジションに最も適任だと確信しています。

▶ I believe that this is the best approach.
これが最良のアプローチだと思います。

▶ In my opinion, there are safer alternatives to the procedure.
私は、この手技よりも安全な代替法があると考えます。

▶ I feel that it is too early to make that assumption now.
今その予測を立てるのには早すぎると感じています。

▶ I suppose that there will be a formal announcement of the personnel changes soon.
近いうちに人事異動について正式な発表があるのではないかと思います。

▶ It seems to me that the schedule is reasonable.
私にはこのタイミングが妥当のように思えます。

▶ It's possible that the patient will wish to transfer hospitals.
患者さんが転院を希望する可能性があります。


● データや証拠でバックアップする

▶ According to the research, ….：この研究によると…。

▶ According to the study by X (this study/our findings) ….
Xの研究・調査（この研究 / 我々の研究）によると…。

▶ Studies show that ….：調査が示すのは …。

▶ Our data shows ….：我々のデータが示すのは…。

▶ Based on our findings, ….：我々の調査結果によると（をもとにすると）、…。


● 経験や知識に基づいて意見を言う、遠慮を示すとき
「自分の経験や知識の範囲に限った話ですが」や「間違っているかもしれませんが」と前置きしたいときは次のような表現を用います。

▶ Based on my [limited] experience, ….
私の（限られた）経験から言いますと、…。

▶ To the best of my knowledge, …. : 私の知る限りでは…。

▶ As far as I know, this is the best over-the-counter product on the market that we could recommend to patients.

私の知る限りでは、この商品が市販薬として患者さんに最もおすすめできるものです。

▶ I may be wrong, but …. : 間違っているかもしれませんが…。

▶ Correct me if I'm wrong, but ….

間違っていたら訂正いただきたいのですが…。


● 意見を述べるときのポイント：「…だと思います」

日本語では文章の終わりに「…だと思う」と言うため、英語で話す際も同じ語順で "…, I think" と、"I think" を最後に添えた表現を耳にすることがあります。実際には、**英語で文末に I think を述べると自信がないように聞こえたり、確信がない、優柔不断**といった印象になる場合があります。

▶ I think that's correct. : その通りだと（それは正しいと）思います。

▶ I believe that's correct. : その通りだと（それは正しいと）思います。

  ＊ That's correct, I think（I believe）. を改善した例。


● 反対意見を述べる

日本では、反対意見や議論になるような意見は必ずしも歓迎されず、目上の方や周りの意見に逆らったり、決定を覆すような意見や質問は避ける傾向があるように思います。「空気を読む」「察する」「暗黙の了解」といった表現があるように、文脈や共通の認識を（個の意見より）重んじる文化であり、そのなかで「和」を乱さないようにします。一方の英語圏では異なる意見は歓迎され、ミーティングや会話に貢献する１つの方法と捉えられる傾向があります。なお医療のセッティングでは国を問わず、カンファレンスなど特に治療方針などを検討する大切な局面では、違和感があったり間違った方向に向かっていると感じる際には声をあげ、**反対意見や代替案**を提示する必要がありますし、**積極的な発言が求められます**。

　医療には「正解」がありませんし、常に情報がアップデートされる世界ですので、さまざまな視点からの意見やプラスアルファの見識なども歓迎されます。そのなかで治療の適応などが判断されるのです。

　意見を言うときと同様、賛成や反対の度合いも表現次第で調整できます。一方的に自分の意見を主張したり、直接的でぶっきらぼうな表現を使ったり、相手の逃げ場がなくなるように追い詰めたり、責めるような表現にならないようにしましょう。クッション言葉や婉曲的かつ明確に伝わる表現方法を身につけ、その都度表現を調整すると、より的確に伝わります。伝え方に幅を持たせてより細かく明確に立場や考えを発信してみてください。1章でも紹介していますので、そちらもご覧ください。

### ☑ 意見の多様性を受け入れる

　Agree to disagree. 直訳すると「反対の意見を持つことに賛成する」のコンセプトがあります。互いに異なる考え方や意見を持つことを認め、思考の多様性を受け入れる姿勢の大切さを表しています。どちらが正しいか、議論に「勝ち負け」があるかという問題ではなく、大切なのは自分の意見を持ちながらも自分と異なる意見を受け入れる姿勢です。また多様な考え方があるからこそ、新たな発想や改善点が見つかり次のステップへと活かされるのです。

　意見の多様性を重んじて agree to disagree の姿勢を共有する環境、そして誰でも異なる意見を有する権利があり、同時にその意見を述べることは悪いことではないでしょう。むしろ議論に貢献できて価値もある（有意義である）という考え方を意識して発信してみてください。ただし、その際にも伝え方には気を配ります。

【伝わらない例】

▶ I disagree.：反対です/賛成できません。＊直接的すぎる。

▶ I don't agree with you.：あなたには同意できません（しません）。

　＊ you を使っているため、直接的で角が立ってしまう。

【伝わる良い例】

　このような場面では、you を使うと責めるニュアンスになる場合があります。

I を使って「自分は…」と表現する、あるいは「意見そのもの」に対して意見を述べ、客観性を保つと反対意見であっても表現がやわらぎます。

▶ I'm not sure that I agree with that.
　それについては賛成できないかもしれません。

▶ I'm afraid I have to disagree.
　恐れ入りますが、反対の意見を持っています。

▶ I disagree with that view（point / conclusion / argument / proposal）.
　その意見（点 / 結論 / 論点 / 提案）には反対です。

▶ With all due respect, I'm not sure if that's the best approach.
　失礼ながら、それが最適なアプローチかどうかはわかりません。

　＊ with all due respect は「恐れながら」「失礼ながら」「恐れ入りますが」の意味。異なる意見を述べる際、丁寧でフォーマルなニュアンスになる。

▶ I don't entirely agree with your point regarding ….
　…の点については完全には同意しません。

▶ I see it from a different perspective.
　私は違う見方をしています。

以下のように、異なる見方を検討するよう提案する表現もあります。

▶ I think there is a different way to look at this.
　ほかの見方もあるように思います。

▶ Another way to look at it is ….：別の見方としては…があります。

▶ If we look at this from another angle, ….：これを別の角度から見ますと…。

▶ To look at it from a different point of view, ….：ほかの視点から見ますと…。

▶ I understand that … may be a concern. However, if we consider ….
　…について懸念があるかと思います。しかし、…を考慮すると…。

▶ Should we try considering …?：…を検討してみましょうか？

● 相手の賛成・反対の意思を確認する

▶ I'd just like to confirm — does everyone agree with proceeding with this approach?
　確認をさせてください。このまま進めることにみなさん賛成ですか？

　電話などの音声のみのコミュニケーションではお互いの表情がわからず、メー

ルやチャットにいたっては、声のトーンすらわかりませんので、対面やビデオチャットのように非言語要素に頼ることができません。そんな状況でも円滑にコミュニケーションをとり、またミスコミュニケーション防止のためにも、言葉で意図や意思を明確に伝えることは重要です。

　筆者が受けたアドバイスに Never assume. があります。assume は「想定する、決めてかかる、当然のことと思う」の意味で、**勝手に解釈したり、思い込んだり、想定の上で物事を進めたりしてはいけない**、というメッセージでした。「メールしたから相手は読んだだろう」「内容は伝わっているだろう」「こういう意味だろう」と進めるのは危険です。言語化、確認と明確化が大切です。企業でも医療の現場でも、どの言語でも共通することだと思います。

　ここまではミーティング全般における「伝えるためのポイント」やフレーズを解説しました。次は、オンラインで行うミーティングでの工夫やポイントを紹介します。

## 伝えるための表現　その２：オンラインミーティング

　グローバルな環境でコミュニケーションを取る場合やコロナ禍においては、オンラインでのミーティング（ビデオカンファレンス、カンファレンスコール）の機会が増えつつあります。オンラインでは対面と違って回線や画面を通してミーティングを行うため、機材のトラブルや多少の時差、雑音などコントロールできないハードルやストレスが伴います。電話（カンファレンスコール）の場合は相手の顔や表情、ボディランゲージが見えないため、ノンバーバル（非言語）コミュニケーションに頼れません。また、複数人の場合は誰が発言しているかわかりにくいのが難点です。**名乗ってから話す、要点を声のトーンで強調する、お互いに余裕を持って間を置く**などの気配りが必要です。また、ビデオカンファレンスの場合は顔が見えるため、対面に近い感覚にはなりますが、時差や画像のglitch（不具合、バグ）などが起きることもあり、スムーズなコミュニケーションの妨げになってしまいます。

　そのようなときの対応を含め、オンラインミーティングで役立つフレーズを場面別に紹介します。

● 開始時

▶ This is Mika speaking.：こちらミカです。

▶ Hello, this is Mika Hiyama from Toyo University Hospital.
こちら東洋大学病院の緋山ミカです。

▶ Let's wait a few more minutes for everyone to join（dial in）.
全員が参加（ダイヤルイン）するまであと少し待ちましょう。

＊join は「参加」のニュアンスで、電話でもビデオでも使える。「ダイヤルイン」はどちらかという
と電話（会議）で使う。

▶ Can everyone hear me?：みなさま、聞こえますか？

＊ビデオの場合は Can everyone see me?（みなさま、見えますか？）も使える。（手を振りながら
言ったりする）

▶ Ken is dialing in now.：ケンは今ダイヤルインしています。

＊コールの場合に使う。（line や dial in が入ると「電話」に関連するイメージ）

▶ Mika, Ken, Meredith, and Mark have joined this meeting.
ミカ、ケン、メレディスとマークが参加しています。

＊どちらかというとビデオの場合に使う。

▶ Today, we have members from Tokyo University Hospital, California State Hospital, and New York City Hospital joining this meeting.
本日は東京大学病院、カリフォルニア州立病院とニューヨーク市立病院のメンバーが参加しています。

● 発言の前に名乗る

▶ Hi, Ken here.：こちらケンです。

＊声だけで発言者がわからないようなときは、発言の際にこのように名乗ることがある。この hi は
「こんにちは」の意味ではなく、話し始めの合図の役割。

▶ This is Mika.：こちらミカです。

● 困ったとき：相手の声が聞こえない

▶ I'm sorry, but it's hard to hear you.
すみませんが、そちらの声が聞こえにくいです。

▶ Your voice sounds a little far. Could you please speak louder?
声が遠いようです。もう少し大きな声で話していただけますか？

▶ Would you please speak closer to the microphone?
もう少しマイクの近くでお話しいただけますか？

▶ Sorry, I was on mute.

すみません、ミュート（消音設定）になっていました。

▶ Hi Mark, it looks like you're on mute.

マークさん、ミュート（消音設定）になっているようです。

＊相手の声が聞こえず、ミュート設定のまま話していると思ったときに。

▶ Excuse me, I'm hearing a lot of background noise.

恐れ入ります、うしろでかなりの雑音が聞こえています。

▶ Could you please put yourselves on mute?

（発言していないときは）ミュートにしていただけますか？

▶ I'm afraid you're breaking up a little bit (the line is breaking up).

恐れ入りますが、回線（接続）が乱れてしまっているようです。

▶ Sorry, I got cut off.：すみません、（回線が）切れてしまいました。

▶ Let me dial back in.：（一度切って）もう一度ダイヤルインさせてください。


　オンラインミーティングではスピーディーに話が進み、多少の中断や割り込みは想定されます。本章「話に割って入るとき」(p. 114) も参照ください。

　次は対面・オンライン共通です。状況別にみていきましょう。


## 伝えるための表現　その3：対面・オンライン共通

### ●困ったとき：聞き取れなかった

　カンファレンス同様、ミーティングで内容が聞き取れずに曖昧な理解のままやり過ごしてしまうと、話が進むにつれさらについていけなくなります。また、想定や思い込みのままでいるとミスにつながり、さらには信頼を失うなどのリスクもあります。できる限り聞き直して、速やかに内容を明確にしたほうが良いでしょう。質問をするタイミングをつかむのが難しいかもしれませんが、ミーティング全体の内容を把握していなかったことが伝わってしまいますので、わからなかったことをミーティング終了後に聞くのは避けたほうが良いです。質問をしてミーティングの進行が一時的に滞ることよりも、不明点を残す、あるいは誤解をして仕事を進めるほうがかえって時間や努力、労力のロスになります。


　よく聞き取れず聞き返す際、とっさに What? Wait, what? と言ってしまいそう

ですが、「何？」「何だって？」のようにぶっきらぼうで失礼に聞こえてしまいます。失礼なくひとことで聞き返すなら以下が良いでしょう。

▶ Sorry?

▶ Excuse me?

▶ Pardon?

　以上は「何とおっしゃいましたか？」のニュアンスです。

　次のように I'm sorry, but … や I'm afraid … などのクッション言葉を添えたり、Could you …? を使ったりすると丁寧になります。


▶ I'm sorry, but I didn't catch that.：すみません、聞き取れませんでした。

▶ Could you please say that again? ：もう一度おっしゃっていただけますか？


● 困ったとき：話し方が速くて聞き取りにくい

　話し方が速いという理由で理解しづらい場合は、もう少しゆっくり話してもらうように頼むのも 1 つの手です。ほかにも同じように感じている方がいるかもしれません（特に英語ネイティブではない参加者）。

▶ Could you please speak more slowly?

　もう少しゆっくり話していただけますか？


また、もう一度言ってもらうときのフレーズについては、5 章（p. 85）をご覧ください。


● 困ったとき：内容が理解できない

【伝わらない例】

▶ I don't understand.：わかりません・理解できません。


　相手が意見を述べた・主張をしたあとにこのように言うと、「あなたのことが理解できません」に聞こえ、相手の発言ではなく相手個人に対して「理解できない」という発言だと受け取られる可能性があります。

【伝わる良い例】

▶ I'm afraid I don't fully understand.

　恐れ入りますが、十分に理解できていません。

▶ I'm sorry, I don't fully understand what you mean.

　すみません、おっしゃっていることをちゃんと理解できていません。


● 詳細を確認する

▶ Could you please explain in a little more detail?

　もう少し詳しく説明していただけますか？

▶ I'm afraid I couldn't follow you completely. Could you explain that again?

　恐れ入りますが、完全にはお話についていけませんでした。もう一度お話しいただけますか？


● 理解が正しいか確かめる

▶ I'm sorry, did you say …？：すみません、…とおっしゃいましたか？

▶ Just to confirm, ….：確認なのですが…。

▶ I'd just like to confirm something.：確認したいことがあります。

▶ Are you saying that …？：…ということでしょうか？

▶ Am I correct that …？：…ということで合っていますか？

▶ I'm sorry to interrupt, but I'm a bit confused. Do you mean that …？

　割り込んで申し訳ないのですが、少々混乱してしまいました。…ということでしょうか？


● 間違いを指摘する

　間違いの可能性に気づいた場合は、その後の影響やリスクを可能な限り防ぐため速やかに、かつ丁寧に指摘します。ここでも you を主語にすると、相手を個人的に責めているように聞こえてしまうので、代わりに I を使って表現します。あるいは、問題・間違い、相手の行動自体にフォーカスをうつすことで客観的になりやわらかく伝わります。

【伝わらない例】

▶ You're wrong.：あなたは間違っている。

　＊ you を用いており、責めているニュアンス。

▶ You made a mistake.：あなたは間違いを犯した。

▶ This is a problem.：これは問題だ。

　＊直接的で、言い方によっては挑発的で厳しく聞こえる。

▶ That couldn't be accurate.：それは正しいはずがない。

　＊決めつけて責めているニュアンス。


【伝わる良い例】

▶ I'm afraid that might be incorrect.
　恐れ入りますが、それは間違いのようです。

▶ Could you please confirm if that is accurate?
　それが正しいかご確認いただけますか？

▶ There seems to be a mistake（misunderstanding）.
　これは間違い（誤解）のようです。

　＊フォーカスを「相手」ではなく、「間違い・誤解」にうつし、「…のようです」とやんわりと表現している。

▶ I noticed that there was a mistake in the name of the procedure in your slide. Could you check to make sure it's accurate?
　スライドで手術の名称に誤りがあることに気がつきました。念のため確認していただけますか？

▶ It seems to me that ….：…のようです。

　＊問題や疑問に思うことをやんわりと伝える。

▶ I have some concerns regarding ….：…について少し懸念点があります。

▶ It appears that …. Could you please check them?
　…ようです。確認していただけますか？

　＊ It appears that …は客観的でやんわりと伝える言い方。


● クッション言葉を使う

　文頭に添えてそのあとにくる良くないお知らせの「衝撃」をやわらげる言葉です。文字通り、伝える内容をクッションで覆うイメージです。ひとことだけでなく、言葉の組み合わせの場合もあります。1章（p. 6）でも紹介したように、その言葉を聞くと、相手は「このあとに何かよくない知らせがくるんだな」と察することもできます。相手に心の準備をさせてから伝える気配りです。

## ● よくない知らせや報告

なるべく速やかに内容や本題に入ります。

医療現場におけるミーティングやディスカッションでは事実、**データ**、**詳細**、**確認**などの報告や共有が必要で、あまり余計な前置きは避けます。

▶ I'm afraid [that] ….：恐れ入りますが… /申し訳ありませんが…。

▶ We need to postpone patient A's surgery because ….
…により、患者Aさんの手術を延期しなければいけなくなりました。

▶ Unfortunately, there will be a delay in ….
残念ながら、…に遅れが出てしまいます。

▶ I'm afraid it goes against our hospital's policies.
恐れ入りますが、それは病院のポリシーに反しております。

▶ I'm afraid we can't do that because of our hospital guidelines.
あいにく病院のガイドラインによって、それはできかねます。

▶ Upon investigation, we've found that there was some missing data in the patient records.
調査した結果、患者さまのカルテに情報が不足していたことが判明いたしました。


良くない知らせについて、**理由や背景をあわせて伝える**ほうが理解しやすく、受け入れやすくなります。建設的な話につながりますし、対応策も考えやすくなります。相手への影響や必要になるアクションも伝えると良いでしょう。

▶ … has come up, and we're afraid we need to reschedule ….
緊急な…が入り、…の日程調整をお願いしたいと思います。

▶ Unfortunately, there have been some problems with the …, which caused a delay in ….
あいにく…に問題があり、…の遅延が生じてしまいました。

▶ Due to a delay in the …, I'm afraid we need to postpone ….
…の遅れに伴い、あいにく…を延期しなければいけなくなりました。

### ☑ あいづちの打ち方

● "yes" に要注意

　日本語ではあいづちとして「はい」と言いますが、これと同じ感覚で英語でも yes と言うことには注意が必要です。英語の yes はあいづちとしてではなく「はい」「正しいです」「その通りです」「同意します」といった肯定や同意の意味で捉えられる可能性があり、日本語のあいづちと同じように Yes、Yes と言うと、全てを肯定しているかのように受け取られてしまいます。患者さんの状態や治療方針など重要なやり取りにおいて、あいづちのつもりだった yes を肯定や同意と受け取られ、後々取り返しのつかない事態を招く可能性もありますので注意が必要です。

　また、相手が「肯定の意味ではなく、あいづちのつもりで yes と言っているのだな」と理解してくれる場合でも、「はい」のような頻度で yes を連発するのは少しうるさく聞こえます。日本語でも「はい、はい、はい」「ええ、ええ」と連発するのは少し耳障りだと感じてしまうのと同じです。

　yes の代わりに次のような言葉を混ぜると良いでしょう。

Uh-huh. / Mm-hmm. / OK. / Right. / Yeah.

　ただ、これも right, right, right のように連発するのは避けたいです。

　実は、**日本語と英語ではあいづちを打つ頻度が違います**。目安としては、英語ネイティブの方が会話であいづちを打つ回数は、日本の方の約半分〜1/4 程度です。その頻度を意識してみてはいかがでしょうか。

　さらに、英語では**アイコンタクト**が「聞いていますよ」の合図であり、あいづちの役割を果たします。相手の目を見ながら、たまに軽く頷き、uh-huh, I see, OK などの表現をときおり取り入れると自然で心地良いやり取りになります。

　では、電話や電話会議など、音声のみのコミュニケーションの際はどうでしょうか。アイコンタクトが取れないぶん、あいづちの言葉を増やすべきかどうか迷われるかもしれません。実際にはあいづちを増やすことが特別役に立つわけでは

ありませんので、頻度を上げることはあまりおすすめしません。お互いの顔が見えないときは、まず相手に話し終えてもらうことが大切です。相手の話のなかで「どうぞ、話を続けてください、聞いていますよ」の意味で、ときおり uh-huh, I see. などと挟むのが良いでしょう。ただし、あまりにも回数を増やすと話の妨げになってしまい、耳障りになることもあります。

## ☑ 会話の切り返しで話を発展させる

　会話やディスカッションの中で、あいづちのほかに話し手の発言に反応する方法を紹介します。相手の話にタイムリーに反応できるようにフレーズをいくつか覚えておくと便利です。相手と状況に合わせて参考になさってください。

### ● 理解を示すひとこと

　自分が理解できていることが相手に伝わると相手は安心感を持ちます。
　ひとことで手早く理解を示す場合には以下のような言葉があります。

▶ I see.：なるほど。/そうなのですね。

▶ I understand.：理解しています。/わかります。

▶ Certainly.：そうですね。/もちろんです。/おっしゃる通りです。
　＊「はい」「かしこまりました」など、状況によってほかの意味もある。

▶ I see what you mean.：おっしゃっていることはわかります。

▶ I understand your point.：おっしゃっていることは理解できます。

▶ Absolutely.：もちろんです。/そうですとも。/本当ですね。　＊強めの肯定。

### ● 聞き取れないとき

　5章（p. 85）を参照ください

## ☑ 言い換える・話を展開させる

　言い換えることで自分の理解を確かめたり情報の整理をしたりして、お互いの理解にズレがないことを確認できます。また、万が一双方の理解にズレがあった場合はそのズレを認識して対応できるというメリットがあります。話を展開させるための言い出しフレーズを使い、さらに発展した話ができる可能性もあるでしょう。

▶ I understand. So, you're saying that …, is that right?
　なるほど。つまり…ということでしょうか？

▶ I see. In other words, …. Is that correct?

そうなのですね。言い換えますと、…ということで合っていますでしょうか？

▶ You mentioned ABC, but how about XYZ?

ABC とおっしゃっていましたが、XYZ はいかがですか？

▶ In that case, do you think …?

ということは（そういうことでしたら）、…だと思われますか？

▶ To put it another way, …. Is that correct?

別の言い方をすれば、…それで合っていますか？

▶ Just to double-check, …. Is that correct?

念のため確認ですが、…。それで合っていますか？

▶ What do you think about …? ：…についてどう思われますか？

▶ If that's the case, would … be possible?

もしそういうことでしたら、…は可能でしょうか？

▶ Could you tell me more about …?

…についてもう少し教えていただけますか？

▶ Do you think that we could also try …? ：…も試すのは可能だと思いますか？

## ☑ 英語では伝わらない日本語特有の気配りフレーズ

● 「検討します」

日本語ではその場での回答や決定ができないとき、あるいは no と言うときや断るときの婉曲表現として「検討します」と答えることがあります。これを英語で I'll think about it. / I'll consider it. と置きかえようとすると、文字通り「考えます」と受け取られる可能性が高いです。その背景にある気遣いも伝わりません。文化的な共通理解や認識も異なる状況では、相手に察することを求めることはできません。良い回答や返事を期待させてしまう可能性もあります。曖昧にして相手を迷わせることは避けて、明確に伝えましょう。

「（その件は）持ち帰ります」も同様に、そのまま英訳しても通じません。「その場で結論を出せない」「さらに考えたい」「確認したい」などという場合はその旨を次のように伝えます。

▶ We will discuss this and get back to you.

話し合ってから連絡（回答）いたします。

▶ We will confirm internally and get back to you.
内部で確認して折り返し連絡いたします。


その場ですぐに答えられないときは、次のように伝えます。
▶ I'm afraid I can't answer right now, but I will confirm with the team and get back to you.
申し訳ないのですが、今すぐはお返事できかねます。チームで確認後に連絡いたします。
▶ That's a great question. I don't have the complete answer to that right now, but I can give a partial answer to that, which is ….
良い質問ですね。あいにく今は完全な回答ができず、部分的な回答にはなってしまいますが、…。


また、次につなげるフォローアップ、対応として、次のように伝えることもできます。2章（p.30）も参照ください。
▶ I'll look into it and get back to you.：それについては確認し、追って回答します。
▶ Let me check and get back to you [later].：確認して（あとで）お返事/ご連絡します。
▶ Please let me confirm this and get back to you later.
確認してあとで回答をご連絡させてください。


● 「難しいです」
　お断りをするとき、依頼に応えられないときなど、角が立たないようにこのような婉曲的な表現を使うことがあります。これをそのまま That would be difficult. と直訳しても文字通りに受け取られ、人によっては「（やる前提で）難しいと言っている」「簡単ではない（が不可能ではない）と言っている」と捉えられてしまう可能性があります。医療の現場でもビジネスでも、曖昧にして相手を迷わせたり誤解させたりしてしまうのは危険です。期待させてもあとでがっかりさせたり信頼を失うかもしれません。また、その場しのぎにこのひとことで乗り切っても結局はそのあとにフォローが必要になる可能性があります。返事や回答は明確に伝えることが大切です。その一方で、相手への気配りも必要です。以下のようにクッション言葉を添えるとやわらかくなります。

▶ I'm afraid we won't be able to do that, because ….
　恐れ入りますが、…の理由でできかねます。
　　＊理由や背景を説明すると受け入れやすくなる。

▶ I'm really sorry, but we can't do that.
　大変申し訳ないのですが、それはどうしてもできません。

▶ I'm afraid it's impossible.
　申し訳ありませんが、それはできません。


## ☑ ミーティングの準備

### ● 丁寧な表現で依頼する

相手に求めるアクションの概要を示しながら丁寧な表現で依頼します。

▶ Could you please submit the presentation materials?
　プレゼン資料を提出していただけますか？
　　＊ Please submit the presentation materials. のように「Please ＋動詞」の命令形は避けます（1 章、p. 7 参照）。


### ● 期限や緊急度を明確に示す

臨床での仕事や勉強などで忙しい状況では、**優先順位をつけることが重要で
す**。相手への依頼にどれくらい緊急性や重要性があるのか、優先順位づけの判断
材料として具体的な期日を示すことが大切です。

Can you reply ASAP? など、略語の ASAP（as soon as possible）はよく使われ
ると思われがちですが、実際には一方的で命令のようなニュアンスです。こちら
の都合を押しつけていると受け取られるかもしれません。特に目上の方や外部の
方には使わないほうが良いでしょう。

▶ Could you please respond at your earliest convenience?
　ご都合がつき次第返信いただけますでしょうか。

▶ We would appreciate it if you could respond at your earliest convenience.
　ご都合がつき次第返信いただけますと幸いです。

▶ Could you please submit the materials by next Monday, May 16?
　来週月曜日、5 月 16 日までに資料を提出していただけますか？
　　＊明確な日付を設定するほうが、相手にとって優先順位を判断しやすくなる場合がある。

● **緊急度を示す表現**

▶ at your earliest convenience：お早めに、ご都合がつき次第

▶ urgently：早急に

▶ as soon as possible：できるだけ早く

▶ as soon as you can：できるかぎり早く

▶ at your convenience：ご都合のよろしいときに

● **依頼の背景や参照情報を伝える（必要に応じて）**

　適切であれば、依頼の背景や業務を助ける情報を伝えると効果的です。相手が依頼内容を理解でき、アクションを起こしやすくなります（表2）。

表2　伝える項目とその効果

| 伝えること | 相手への効果 |
| --- | --- |
| どのようなプロセスの一部なのか | 依頼されたことの全体像が見え、自分の役割も見える |
| なぜ依頼を受けてもらえると助かるか | その仕事がどう貢献するか、どのような役割かわかる |
| 参考資料や情報<br>（データ、リンクや添付ファイルなど） | 依頼された仕事が効率よく進められる、正確性が上がる、情報を探す手間が省ける |
| どの程度の完成度を求めるか | 完成した内容をそのままミーティングや患者さんに提示するのか、参考までに大体の理解を持っておけばいい程度なのかなど。相手が依頼に費やす時間と労力、そして心理的負担と完成度に対する意識が異なる |

▶ We've been asked by Dr. Kuwata of Endocrinology Department for …, and we would appreciate any input from your team.

　内分泌科の桑田先生から…を依頼されており、あなたのチームから助言をいただければ幸いです。

▶ We need to submit ABC for DEF, and it would be helpful if ….

　DEF のために ABC を提出する必要があり、…をしていただけると大変助かります。

▶ I've attached the minutes of the recent meeting for your reference.
　ご参考までに、先日の会議の議事録を添付いたしました。

● 申し訳ない気持ちを添える
　期限が短い依頼や特に少々無理のある依頼をするときは、申し訳ない気持ちを表す表現やクッション言葉を添えて気遣いを伝えます。
▶ I'm sorry for the short notice, but ….：直前の連絡となり申し訳ないのですが、…。
▶ I'm sorry to trouble you, but ….：お手数をおかけして申し訳ないのですが、…。

 Coffee Break：Small Talk （雑談）

　ミーティングが始まる前や会議室へ向かうとき、会議で参加者がそろうのを待つときなどちょっとした雑談をする機会に何を話せば良いか迷うこともあるのではないでしょうか。せっかくなので、積極的に話しかけてみてはいかがでしょうか。

● 面識のある方
▶ How are things going with your rotation?
　（インターンシップの）ローテーションはどう？
▶ How are things going with your team?
　最近そちらのチーム（の調子）はどうですか？
　＊ 自分が回答するときは簡潔でポジティブに。プロジェクトのこと、新メンバーが入ってきたことなどが適当。
▶ What has been the highlight of your week so far?
　今のところ、今週一番の出来事は何ですか？
　＊ 時間に余裕があるとき。
▶ Have things slowed down a bit for you?
　忙しさも少し落ち着いてきましたか？
　＊ 相手が忙しいとわかっていた場合。
▶ I hope you don't have to work too late these days.
　最近はあまり遅くまで残業せずに済んでいるといいのですが。
　＊ そこから広がる。
▶ I heard that you've taken up yoga. How's that going?
　ヨガを始められたそうですね。どうですか？
　＊ ヨガを始めたとわかっている場合。
▶ Do you have any plans for the weekend?
　週末は何かされる予定ですか？
　＊ 具体的な予定を聞いているわけではないので、回答は詳細でなくて OK。

▶ What kinds of books are you reading these days?
最近はどのような本を読んでいらっしゃいますか？

▶ I'm interested in reading more medical journals. Do you have any recommendations?
もっと医学ジャーナルを読みたいのですが、おすすめはありますか？

## ● カンファレンスで会った方など

▶ How was your flight?：フライトはいかがでしたか？

▶ Is this your first time in Japan?：日本にいらっしゃるのは初めてですか？

▶ Are you able to do some sightseeing while you're in Japan?
こちらにいらっしゃるあいだ、観光はできそうですか？

## ● 便利な言い出しフレーズ

▶ If you don't mind my asking, …?
差し支えなければ（お聞きしたいのですが）…。
＊文頭に沿えるとより丁寧。

▶ What do you think about …?：…をどう思われますか？

## ● ポイントは "open-ended questions"

　相手に質問をする場合は、Do you like …? のような closed-ended questions（yes/no のように答えが限定され、会話が行き止まる質問）ではなく、How …? What …? を使う open-ended questions を意識すると話が広がりやすくなります。

　また、small talk の内容はそれほど重要ではなく、打ち解けあうきっかけや相手との関係を深めるなど、そのあとの話や関係につなげる「きっかけづくり」です。その場は天気の話で終わったとしても、そのやり取りがあることで声を掛けやすい空気感がつくられます。そうした積み重ねも信頼関係の構築につながるでしょう。

# Chapter

## 7

# 論文提出

　国際的な医学ジャーナルに英語論文が掲載されることもまた医学で
キャリアを築くために大切です。内容や構成はさることながら、規定に
沿った提出方法やエディターや論文査読員との丁寧なコミュニケーショ
ンも重要です。カバーレター、エディターからのメールへの返信、エ
ディターや査読員からの質問やコメントへの回答などが含まれます。ま
た、論文審査の進捗について問い合わせをすることもあるでしょう。こ
のようなレターやメールの英語表現が論文掲載の可否に必ずしも直結す
るとは限りませんが、印象やレピュテーション、プロフェッショナリズ
ムや信頼度には影響します。カバーレターやエディターからの返事、そ
して各場面でのやり取りの例文を紹介します。

　メールの書き方の基本や注意点は5章を参照ください。

## カバーレターの基本

　ジャーナルのエディターにとってカバーレターは**論文の内容、利益相反の有無**などを確認するために重要です。メールでの提出方法をとるジャーナルもありますが、最近では**オンラインでの論文投稿**が一般的になり、専用のページにカバーレターを論文とあわせてアップロードする方法がほとんどです。やり取りもメールではなく、専用のウェブサイト上で行うことが多くなっています。

　論文の種類にもよりますが、ICMJE* から公開されている ICMJE Recommendations[1]** も参考にしてください。

### 米国で活躍する日本人医師・百武先生からのアドバイス

　論文にもさまざまな種類があり、単純な症例報告などでは ICMJE を参考にするほどではありません。ただし、患者データを後ろ向きに扱うだけでなく、前向きの治験や、動物あるいはヒトの胚細胞を用いる研究のような、倫理的に注意を要する研究論文では、ICMJE のガイドラインを参考にすることが肝要です。

### ☑ 確認事項

　ジャーナルの規定・ガイドライン、投稿のチェックリストや必要情報・要素を満たしていることを確認します。その中から特記すべき点を紹介します。

#### ● 論文の種類とフォーマットを確認する

　ジャーナルによってフォーマットは異なるため、指定の項目に沿って提出します。指定通りではないことが理由で reject（リジェクト）されるとは限りませんが、プロセスの遅れや双方での手間につながり著者の信頼にも影響します。

#### ● Abstract（アブストラクト）を記載する

　ジャーナルによっては abstract の記載を求められます。カバーレターの2段落

---

*ICMJE = International Committee of Medical Journal Editors（医学雑誌編集者国際委員会）

**ICMJE Recommendations = Recommendations for the Conduct, Reporting, Editing, and Publication of Scholarly Work in Medical Journals（統一投稿規程、「医学雑誌における学術研究の実施、報告、編集、および出版のための勧告」）。（http://www.icmje.org/recommendations）

目に挿入する場合や、次のページに独立して記載する場合もあります。論文の内容や研究の種類に合わせてさまざまな表現方法があります。

▶ This case-control study aimed to ….

この症例対照研究の目的は…。

▶ An analysis of the results revealed that ….

この結果の解析によると…。

▶ In this research, we investigated ….

この研究では…を調査しました。

▶ Therefore, we propose a method of ….

そこで、…の方法を提案します。

▶ This report highlights ….

この論文では…を強調いたします。

● **Informed Consent**（インフォームドコンセント）、**個人情報に関する記載**

患者さんの協力を得た場合には、以下のような文言を追加します。

▶ All the study participants provided written informed consent.

研究の参加者全員から書面による同意を得ました。

▶ The patient granted permission to publish the details of her case, and the identity of the patient has been protected.

症例の詳細の公表にあたり患者から許可を得ており、患者の個人情報は保護されています。

● **Disclaimer**（免責事項）

必要に応じて以下のような表現で免責宣言を追加します。ほかにも論文に記された見解・所見・意見は著者個人のものであり、所属する組織の公式なものではないことを示す場合もあります。

▶ The opinions（views）expressed in this presentation（publication）are those of the authors, and do not represent the opinions or views of the institution.

このプレゼンテーション（出版物）で示された意見（見解）は著者個人のものであり、機関の意見や見解を代表するものではありません。

▶ We enclose the Authorship Responsibility, Financial Disclosure, and Copyright Transfer forms for *Journal of Emergency Medicine*.

救急医学誌の Authorship Responsibility, Financial Disclosure, Copyright Transfer のフォームを同封いたします。

▶ The study design was approved by an ethics review board.
この研究は倫理審査委員会の承認を得ています。


● **Conflicts of Interest（COI：利益相反）、資金などの受理**

　論文の研究や執筆にあたり受けた**資金提供、スポンサー、リソース**（薬剤、機材、研究所など）および**関連会社**との関わり、**政治的**な関わり、**株主関係**などについて記載します。注意深く確認される情報ですので、漏れがないようにしましょう。オンラインで提出する場合は、フォームに COI 専用の入力欄がある場合もあります。

▶ All authors report no conflicts of interest related to this manuscript.
全著者で、本論文に関連して報告（開示）すべき利益相反はございません。

▶ The authors declare that there are no conflicts of interest associated with this study.
全著者で、当研究に関連して開示すべき利益相反はありません。

▶ One author（N.T.）received research funds from ABC Company for a separate research project.
著者1名（N.T.）が ABC 社から別の研究プロジェクトに関連して研究費を受理しています。

▶ Two authors（M.S., J.A.）are salaried employees of XYZ Company.
著者2名（M.S., J.A.）は XYZ 社の給与所得者です。

▶ We do not have professional or financial affiliations that may have biased this study.
当研究に影響を与える可能性のある職業、または金銭面での企業や組織、団体との関係性はございません。

▶ There was no financial support for this study.
当研究に関連する資金の受理はありませんでした。


● **Reviewers（査読員）を推薦する**

　査読員を推薦することができますので、3〜4名を目安に推挙できると良いです。査読員は論文の質を向上させるために基本的には無償でレビューし、質問や

コメント、アドバイスを提供してくれます。研究内容によってはジャーナル側が査読員に適した人物を把握していない場合もあり、推薦があると査読がスムーズに進む場合もあります。また、査読のプロセスを経て論文が掲載された場合、論文はもちろん、ジャーナルの質やレピュテーションも高まります。査読員に推薦する人物は査読の経験がなくても問題はありませんが、研究内容に関する知識や理解のある方が望ましいでしょう。

　カバーレターに記載する際の一例です。理由も述べられると説得力が増します。

---

My coauthors and I would like to suggest the following as potential reviewers of our manuscript:

1. Dr. Full Name, Department and Institution, phone number, email address
2. Dr. Full Name, Department and Institution, phone number, email address …

共著者と私は本論文の査読員候補として次の方々を推薦したく存じます。
1. Dr. フルネーム、所属部署・機関、電話番号、メールアドレス
2. Dr. フルネーム、所属部署・機関、電話番号、メールアドレス…

---

▶ My coauthors and I feel that Dr. Full Name（Department and Institution, phone number, email address）, Dr. Full Name（Department and Institution, phone number, email address）, and Dr. Full Name（Department and Institution, phone number, email address）are excellently qualified to review our work.
　共著者と私は Dr. … が本論文の査読員として最適な人物であると考えております。

▶ Dr. A and Dr. B have significant knowledge in this field. I believe they would give fair and balanced evaluations. Professor C is one of the few physicians who also has ample experience in ….
　Dr. A と Dr. B はこの分野で幅広い知識をお持ちであり、公平でバランスのとれた評価をしてくださると考えております。C 先生（教授）は…の分野で多くの経験をお持ちの数少ない医師の 1 人でいらっしゃいます。

- 著者が承認した旨を報告する

▶ All the authors have read the manuscript and have approved this submission.
著者全員が内容を確認し、承認しております。

- **Corresponding Author** の連絡先

結辞のあとに以下のように表記します。

Sincerely yours,

**Hiromi Kondo, M.D.**（Corresponding author）
Professor
Department of Pediatrics
XX Hospital
1-1-1 Chuo-ku, Tokyo 100-0000, Japan
Phone: ＋81-(0)3-1111-2222
hkondo@xxxxxx

### ☑ 提出前の確認事項と書き方のヒント

- 宛　名

レターの宛名に編集長（または担当編集者）の名前を記載する際は "Dear＋Dr.（または Professor などの敬称）＋Last name" とします。
誤）Dear Dr. John Smith,　→　正）Dear Dr. Smith,

- 内容確認

ガイドラインに沿っていることを確認し、添付漏れに注意しましょう。

- 英文校正

カバーレターは第一印象にもつながります。論文と同様、カバーレターや査読員への返信、再投稿の際のやり取りなどの**英文校正**も依頼できると理想的です。文法や綴り、句読点のミスは小さなことに思えますし、それ自体が論文のリジェクションにつながるとは限りませんが、注意に欠けていてプロフェッショナルではないといった印象を与えてしまいます。

## ● 丁寧な書き言葉

口語表現やカジュアルな言葉は避け、丁寧な表現を使いましょう。

▶ On behalf of all the authors, I would like to ask you to consider our manuscript entitled "Title" for publication as an original research article in *Journal of Emergency*.

著者一同を代表して、原稿「タイトル」を*救急医療ジャーナル*に原著論文としての掲載をご検討いただきたく存じます。

＊ I ではなく we または On behalf of all the authors など、著者全員を考慮した書き方にする。

＊ Please find enclosed …. や Attached is our manuscript. はビジネスメールなどでときおり目にするが、少々丁寧さに欠ける。

▶ To the best of our knowledge, this is the first study on ….

私どもが知る限り…に関する研究は初めてです。

＊ This is the very first study on …. のように断言するのは危険。このように前置きすることでリスクを回避できる。最初の部分を "As far as we know, … (私どもが知る限り)" に置き換えても良い。

具体的な記載については、これから紹介する例を参考にされてください。

## ☑ カバーレターの例

## ● カバーレター例　1

Original research article の部分は Letter to the Editor, Editorial, Case Report, Review Article など適切なものに変更してください。

---

Dear Dr. Hays,

On behalf of all the authors, I would like to ask you to consider our manuscript entitled "Title" for publication as an original research article in *Journal Name*.

This case-control study aimed to …. ⟨abstract⟩

We believe that the findings from this study will be of interest to the readers of *Journal Name*.

This manuscript has not been published and is not under consideration for publication elsewhere. All the authors have read the manuscript and have approved this submission.

There was no financial support for this study. The authors report no conflicts of interest associated with this study.

This paper has been edited and reviewed by several native English-speaking medical editors from the English Department of XX Medical University (from X company / service) to meet the

---

language standards required by leading English language publications.
 ＊英文校正を実施した場合。正確性と読みやすさと質の高さのためにこのようなアプローチも
　　とっていることが伝わる。（ジャーナルから要求される場合もある。）

Thank you for your kind consideration of our manuscript.
We look forward to hearing from you.

Sincerely yours,

**Hiromi Kondo, M.D.**（Corresponding author）
Professor
Department of Pediatrics
XX Hospital
1-1-1 Chuo-ku, Tokyo 100-0000, Japan
Phone: ＋81-(0)3-1111-2222
hkondo@xxxxxx
------------------------------

ヘイズ先生

　共著者を代表いたしまして、論文「タイトル」を貴誌「*Journal Name*」に原著論文として
掲載することをご検討いただきたく、ご連絡申し上げます。

　この症例対照研究の目的は…。（アブストラクト）
　本研究結果は、「*Journal Name*」の読者にも興味をお持ちいただけると思います。

　本論文は未発表であり、他媒体での掲載は検討されておりません。共著者全員が本論文を
読み、投稿を承認しました。

　本研究に対し金銭的支援はありませんでした。共著者を含め報告すべき利益相反はありま
せん（本研究に関連する利益相反はないことを報告いたします）。

　この論文は XX 医科大学英語科（X 会社/サービス）に所属し、英語を母国語とする複数
のメディカルエディターによって校閲・レビューされており、主要な英語の出版物が求める
言語基準を満たしています。

本論文をご検討いただき、ありがとうございます。
（ご連絡をいただけますと幸いに存じます。）

**近藤　弘見**（責任著者）
XX 病院小児科教授
東京都中央区 1-1-1 日本 100-0000
電話番号：＋81-(0)3-1111-2222
hkondo@xxxxxx

以降、重複しますので署名の記載は割愛しますが、メールや添え状の最後には差
出人の所属や連絡先を必ず明記しましょう。

● **カバーレター（添え状）例　1**

| | |
|---|---|
| August 8, 2022 | \* *Date* |
| | |
| Dr. Robert Hays | \* *Editor's first + last name* |
| Editor-in-Chief | \* *Editor's title* |
| *The Lancet* | \* *Journal Name* |
| | |
| Dear Dr. Hays, | \* *Dear + Dr./Prof. + Editor's last name* |
| | |
| ＊内容は前述同様 | |
| | |
| Sincerely yours, | |
| | |
| **Hiromi Kondo, M.D.**　（Corresponding author） | |
| ＊署名以下省略 | |

Dear Dr. Greene,

We would like to submit our manuscript entitled "Title" for publication as an Original Article in *Journal Name*.

In this study, we examined….

To the best of our knowledge, this is the very first research to investigate how …. We conducted ….

We hope that you and the reviewers will read the manuscript with interest and find it suitable for publication in *Journal Name*. (We are confident that findings from this study will be of special interest to the wide readership of *Journal Name*.)

No part of this manuscript has been published or is under consideration for publication elsewhere. We do not have professional or financial affiliations that may have biased the presentation. The authors declare that there are no conflicts of interest associated with this study.

If our manuscript is appropriate for your journal, my coauthors and I would like to suggest the following as potential reviewers:

1. Dr. Full Name, Department and Institution, phone number, email address
2. Dr. Full Name, Department and Institution, phone number, email address
3. Dr. Full Name, Department and Institution, phone number, email address

The contents of this manuscript have neither been published nor submitted elsewhere in either identical or similar form or content, nor will they be submitted elsewhere while under consideration for publication by *Journal Name*.

This manuscript has been edited and reviewed carefully by several native English-speaking medical editors from the English Department of Maruzen Medical University for English grammar and syntax.

Thank you for your consideration of this manuscript, and we look forward to hearing from you.

Sincerely yours,

**Kyoko Azuma, M.D., Ph.D.** (Corresponding author)

----------------------------

グリーン先生

　「タイトル名」の原稿を、原著論文として「ジャーナル名」に提出いたします。

　本研究では、…について調査いたしました。

　我々の知る限りでは、…について調査したのはこの研究が初めてです。我々は…を行いました。

　グリーン先生と査読員のみなさまに本論文に興味をお持ちいただき、「ジャーナル名」への掲載に適しているとご判断いただけることを願っています。（この研究から得られた知見がジャーナル名の幅広い読者から興味をお寄せいただける内容であることを確信しています。）

　本論文はいずれの部分も、ほかの雑誌や学会において発表・掲載されておらず、発表へ向けた検討もされていません。また、内容に偏りや影響を与える可能性のある職業上または経済上の所属もありません。いずれの著者も、本研究に関連する利益相反はございません。

　原稿論文の査読候補者として以下の方々を推挙したいと思います。

1. フルネーム、所属部署、所属機関、電話番号、メールアドレス
2. フルネーム、所属部署、所属機関、電話番号、メールアドレス
3. フルネーム、所属部署、所属機関、電話番号、メールアドレス

　本原稿の内容は、同一または類似の形式や内容でほかの媒体に発表または提出されておらず、ジャーナル名での出版検討期間中にほかの媒体に提出されることもありません。

　本原稿は、丸善医科大学英語科の英語を母国語とする複数のメディカルエディターによって英文法や構文の校閲・レビューが行われています。

　本論文をご検討いただき、ありがとうございます。（ご連絡をいただけますと幸いに存じます。）

**東　京子**（責任著者）

## 伝えるための実践：エディターからの連絡

　ジャーナルの Editor-in-Chief（または Associate Editor）から返事が届いたら、コメントの内容を注意深く読みましょう。その時点ではアクセプトでなくても、修正後に再度査読を経て再投稿できればアクセプトにつながるケースもあります。なかには厳しいコメントや指摘もありますが、エディターや査読員とのやり取りや修正を通して論文の質が上がり、アクセプトへつながる可能性もありますので、できる限り速やかかつ丁寧に対応しましょう。そして必ず感謝を述べるようにしましょう。できれば校正を担当した方にも見てもらうと良いでしょう。

### ☑ 投稿論文の評価・コメント

● 前向きな評価の例

　以下はエディターからの返事の一例です。

▶ Your manuscript has been reviewed favorably and is being returned to you with minor comments for revision (included below). We look forward to receiving a revised manuscript for further consideration.

　提出いただいた原稿は前向きに審査されました。改善のための小さなご提案を記載し返送いたします（以下をご覧ください）。再検討のため修正原稿の提出をお待ちしております。

▶ I am writing regarding your manuscript, "Title", which you recently submitted to *Journal Name*. The reviewers have carefully examined your manuscript and have some recommendations for revision.

　先日「ジャーナル名」に投稿いただいた原稿論文「タイトル名」についてご連絡いたします。査読員はあなたの原稿を慎重に検討し、いくつかの修正事項を提案しています。

▶ The reviewers have recommended publication of your manuscript, but they also suggest several minor revisions. I invite you to respond to the reviewers' comments and revise your manuscript accordingly.

　査読員は提出いただいた論文の掲載を推奨していますが、細かな修正もいくつか提案しています。ぜひ査読員のコメントに応じて原稿を修正していただきま

すようご提案いたします。

＊このあとに再投稿の方法や期限の説明が続く。アップロード方法など詳細に注意して手続きを進める。

## ● Acceptance（承認）ではない例（要修正・修正可）

▶ I regret to inform you that the paper is not acceptable for publication based on the comments of several reviewers. However, the Editors would consider for re-review of a new manuscript which incorporates the following ….

複数の査読員のコメントを受け、このたびは残念ながら論文の掲載を見送らせていただきました。しかし、編集部では以下の点を考慮した新しい原稿を提出いただければ再審査を検討いたします。

▶ Thank you for submitting your paper to *Journal Name*. Unfortunately, it was not accepted for publication in its present form. The reviewers' comments are enclosed. If you are able to address（resolve）the issues raised, we would be pleased to review a revised manuscript.

このたびは*ジャーナル名*に論文を投稿いただきありがとうございました。残念ながら現在の形での掲載は認められませんでした。査読員のコメントが同封されています。提起された点にご対応いただける場合は、修正原稿を拝見いたします。

＊上記は一見リジェクションに見えるが、修正をして再投稿すれば再度検討してもらえる可能性が述べられている。ただし Please note that we do not guarantee that your article will be accepted after the revision.（なお、修正後の記事が採用されることを保証するものではありません）などのコメントがある可能性もあるため留意すること。

▶ The reviewers have provided revision recommendations to your manuscript. Therefore, I invite you to respond to the reviewers' comments and revise your manuscript. These constructive comments should assist you in preparing the revision of your manuscript. To revise your manuscript, log into URL and ….

提出いただいた原稿に対して査読員から修正事項が提案されました。つきましては、ぜひ査読員のコメントに応じて原稿を修正していただきたいと思います。これらの建設的なコメントは、原稿を修正いただく際に役立つはずです。原稿を修正する際は、URL にログインしていただき…。

▶ Please highlight the changes to your manuscript by using the track changes function in Microsoft Word or by using bold or colored text.
原稿の変更点がわかるよう、Microsoft Word の変更履歴機能をお使いいただくか、太字や色付きの文字を使用し変更箇所を強調表示してください。

＊修正する際の指示の例。再投稿の際の期限やガイドラインも要確認。変更履歴のあるファイルと最終版両方の用意が必要な場合もある。

▶ Please provide a point-by-point response to the reviewers' comments and suggestions.
査読員のコメントや提案について、ポイントごとに回答ください。

＊コメントへの返事を提出する際の指示。

● **Rejection（却下）の例**

▶ Thank you for submitting your paper for consideration. Based on comments from those who reviewed the paper and my own assessment, I am sorry to inform you that we are unable to publish it in *Journal Name*.
論文を投稿いただきありがとうございます。査読いただいた方々のコメントと私自身の評価に基づき、残念ながら*ジャーナル名*への掲載は見送らせていただきました。

▶ Thank you for submitting your manuscript for consideration for publication in *Journal Name*. I am sorry to report that it is not sufficient to be accepted for publication in our journal.
このたびは*ジャーナル名*への掲載検討のために原稿を提出いただきありがとうございました。申し訳ありませんが、当ジャーナルへの掲載には不十分との結論をご報告いたします。

理由として次のようなことが述べられる可能性があります。

▶ The editors felt that the data is too premature to publish in this journal.
エディターは、このデータを本誌に掲載するには時期尚早であると判断いたしました。

▶ The editors feel that the size of the study was not substantial for statistical significance.

エディターは、研究の規模が統計的有意性において十分ではないと感じています。

▶ There is substantial criticism that it is ….

…という批判がかなり出ております。

　＊ substantial＝「相当な」「かなりの」

▶ It is not sufficient to merit publication in a journal of general interest.

一般誌に掲載するには不十分となります。

▶ We are reviewing a large number of manuscripts, and only those receiving the highest priority can be accepted.

多数の原稿を審査しており、優先順位の高いもののみ採用されております。

▶ We receive a large number of submissions each year, and competition for acceptance is considerable. Please understand that modifying your manuscript by incorporating the suggestions of the reviewers will not make it acceptable for reconsideration for publication.

毎年多数の原稿が寄せられ、アクセプトにおける競争が激しくなっています。査読員の指摘をもとに原稿を修正いただいても、出版を考慮した再検討には応じられませんのでご了承ください。

▶ I'm afraid I must reject your manuscript at this time. However, if, since submission, you have accrued new data which validate your results and have statistical significance, I would be happy to reconsider this decision.

残念ではございますが、今回の掲載は見送らせていただきます。しかし、投稿後に研究結果を検証する新しいデータが得られ、統計的に有意を示す場合は喜んで再検討させていただきます。

## ☑ 査読員からの連絡・コメントに返信する

　査読員のコメント全てに回答しましょう。やり取りの往復を何度も繰り返さなくても済むように、できる限り漏れのないよう明確に回答し、同時に論文も修正して対応します。できれば校正や英文のチェックをした方にも見ていただき、査読員からの質問やコメントを正しく理解し的確に返事ができているか、英文の誤りも含め確認していただくと良いでしょう。

　査読員からの修正の提案はできる限り受け入れ、論文に反映するようにします。ただし、提案を反映できない場合（たとえば査読員が誤って理解したり、誤

解が生じている）は、その理由とバックアップするデータなどを提示します。

● 査読員からのコメントへの返信（**point-by-point responses**）

　コメントを全てコピーして番号をつけ、それぞれに回答します。同時に原稿も修正して効率よく進めると良いでしょう。返答例にある通り、感謝の言葉から述べるようにします。毎回同じ文言では機械的となり不自然ですので、表現を変え、不要の場合は省くなどして調整します。

## ☑ 査読員からのコメントと返答例

　査読員からコメントが届いたらお礼を述べ、コメントに対する意見を述べます。返答例として避けたほうが良い表現を紹介します。文字のみのやり取りですので、査読員と円滑な関係を築き、スムーズに進めるためにも角の立たない表現は必要です。

【避けたほうが良い表現】

▶ Thank you so much for your comments.

　コメントをいただき、ありがとうございました。

　　＊ so much は口語的でカジュアルに聞こえる。

▶ We totally agree that ….

　…についてすごく同感です。

　　＊このような場合での totally（副詞「完全に、本当に、すごく」）は口語・カジュアルで、学生言葉のようにも聞こえる。（totally implanted venous access device, totally laparoscopic total gastrectomy などの医学用語としての使用はもちろん問題ない。）

▶ Thank you for your very important comment.

　非常に重要なコメントをいただき、ありがとうございます。

　　＊ very important comment は英語に慣れていない、かつあまりプロフェッショナルではない印象になってしまう。

▶ We disagree with you.

　あなたには同意しません（反対です）。

　　＊ you を使用し、直接的で角が立つ表現。

　返答する際の表現のお手本については次を参考にしてください。

● 誤りや不明確な部分の指摘があった場合

（エディター、査読員からのコメント例）

▶ How do you justify …?

　…についてはどのように正当性（根拠）を示しますか？

▶ The authors state that …. However, this is partially correct. It is true that …. Yet, …. So, the authors should rephrase this paragraph for accuracy.

　著者は…と述べており、これは部分的には正しいです。たしかに…という部分は正しいですが、…です。よって、著者はこの段落を正確に言い換えるべきです。

▶ Page 6 — I believe the first sentence should read "…". If not, the justification for this statement should be clarified.

　6ページ—第1文は「…」とすべきと思います。そうでない場合は、この記述の正当性（根拠）を明確にする必要があります。

▶ There is a miscalculation in the median for ….

　…の中央値に、計算の誤りがあります。


（返答例）

▶ We apologize for our error. We modified the sentences in the revised manuscript as shown below.

　誤りがあったことをお詫び申し上げます。修正原稿では、以下のように文章を修正しました。

　＊変更された文章をコピーペーストし、変更箇所を黄色いハイライトや赤文字で記すなどして目立たせる方法がある。指示があればその通りに明記する。

▶ Thank you for calling our attention to this point. We re-examined the … and added an explanation in the Discussion section as follows.

　ご指摘いただきありがとうございます。…を再検討し、考察に以下の説明を追加しました。


● 説明や情報が不足していると指摘された場合

　情報の不足以外に、査読員が理解していなかったり、研究内容に関する知識がなく判断できない可能性もあります。その際は、文章をよりわかりやすく改善できるチャンスだと捉えて調整し、前向きな言葉で返事をしましょう。

（エディター、査読員からのコメント例）

▶ Please explain why metal stents were replaced by plastic stents in the study. The reason（rationale）is not clear in the Discussion section.
この研究で、金属製ステントをプラスチック製ステントに置き換えた理由を説明してください。考察にその理由（根拠）について明示されていません。

ときに以下のように直接的な表現の場合もありますので心の準備をしておきましょう。

▶ Why were metal stents replaced by plastic stents in the study?
この研究で金属製ステントをプラスチック製ステントに置き換えた理由は何ですか？

▶ What type of calculation did you use?　Please explain.
どのような計算をしたのか説明してください。

▶ The criteria for … should be defined more clearly.
…の基準をもっと明確に定義すべきです。

▶ The title should indicate that this is a retrospective study.
タイトルでレトロスペクティブ・スタディ（後ろ向き研究）であることを示すべきです。

（返答例）

▶ Thank you for your helpful suggestion. We changed this to ….
貴重なご提案をありがとうございます。こちらを…に変更いたしました。

▶ Thank you for pointing this out. Upon review, we felt that our statement "…" is not sufficient and therefore we added the explanation "…".
ご指摘いただきありがとうございます。検討した結果、「…」では不十分と考え、「…」という説明を加えました。

▶ Thank you for your comment. We found that … and therefore added … in the revised manuscript.
コメントをいただきありがとうございます。ご指摘を受け見直したところ、…だということがわかりましたので、修正原稿に…を追加しました。

▶ Thank you very much for your valuable suggestion. We specified the total procedure time in the Discussion and Results sections.

貴重なご意見（提案）をいただき誠にありがとうございました。考察と結果に、総処置時間を明記しました。

▶ As you suggested, we added a description of the X as follows: "…" (Page X, Paragraph Y, Line Z).

ご提案いただいた通り、以下のように X の説明を追加しました。「…」（X ページ、Y 段落目、Z 行目）。

▶ According to your recommendation, we added ….

おすすめいただいた通り、…を追加しました。

▶ According to your suggestion, we added ….

ご提案いただいた通り、…を追加しました。

▶ We agree and have conducted an additional study of … to further validate our conclusions.

ご意見に同意し、結論をさらに検証するために…の追加調査を実施しました。

▶ Thank you for your advice. We used … for the study. We added these points in the Methods.

ご提案いただきありがとうございます。我々は本研究のために…を使用しました。これらの点を方法に追加いたしました。

▶ We rewrote the sentence as follows: ….

以下のように文章を書き直しました…。

▶ We apologize for causing confusion.

混乱を招いてしまいましたことをお詫びいたします。

＊ We are sorry for …. でも問題はないが、よりプロフェッショナルなニュアンス。

● 質を向上するためのアドバイス（数値や説明を追加、修正する）

（エディター、査読員からのコメント例）

▶ The paper could be improved by including a statement in the introduction that … to provide a clearer explanation of why the methods are used.

序文に…の記述を入れることで、なぜこの方法が用いられたのかが明確になり、この論文は改善されるでしょう。

▶ The sentence on p. 12 lines 11–14 is too long.

12 ページの 11〜14 行目の文章が長すぎます。

▶ The authors don't explain X; however, it is mentioned once in the Discussion section. If X is a significant point, it should be acknowledged and discussed in the manuscript.

著者（ら）は X について説明していませんが、考察で一度だけ言及しています。もし X が重要なポイントであれば、原稿の中でその点を認識・言及し、議論されるべきです。

（返答例）

▶ We agree with you and we changed the term "X" to "Y".
ご意見に賛同し、「X」を「Y」に変更しました。

▶ Thank you for your helpful suggestions. We improved the manuscript by adding X to the Discussion.
参考になるご意見をいただきありがとうございました。考察に X を追加し、原稿を改善しました。

▶ We separated the figures as Figure 1.1 and 1.2, and updated the figure legends accordingly.
図を Figure 1.1 と Figure 1.2 にわけ、それに合わせて図の凡例も更新しました。

▶ Thank you. We agree with you and added that a prospective study is necessary to examine this point.
ありがとうございます。（コメントに）同意し、この点を検討するためには前向き研究が必要であることを付け加えました。

● 前回のコメントに十分に答えていない

（エディター、査読員からのコメント例）

▶ The authors have not directly addressed Reviewer 1's comment 2.
著者はレビュアー１のコメント２に明確に回答・対応していません。

（返答例）

▶ We apologize for our insufficient response and appreciate your pointing this out. ….
私たちの対応が不十分であったことをお詫びするとともに、ご指摘いただいたことに感謝いたします。…。

● フォーマットについて

（エディター、査読員からのコメント例）

▸ Please resubmit your scanned images with high resolution 300dpi images. Please ensure that they are in PSD, TIFF, or JPEG files.

スキャンした画像を高解像度 300dpi の画像で再提出してください。ファイル形式は PSD、TIFF、JPEG のいずれかにしてください。

▸ Please use the Vancouver numbering style when citing references (see URL).

参考文献を記載する際は、バンクーバースタイルのナンバリングスタイルを使用してください（URL を参照）。


（返答例）

▸ Thank you for your instructions. We have uploaded the images accordingly.

ご指示いただきありがとうございます。それに従いまして、画像をアップロードいたしました。

▸ Thank you for your guidance. We have revised the references page accordingly.

ご指導いただきありがとうございました。それに従いまして、参考資料のページを修正いたしました。


● 以前は気がつかなかった誤りについて追加で述べる

査読員やジャーナルから指摘がなくても、改めて論文を見直した際に誤りや情報不足の部分を発見することはあり得ます。その際は訂正の余地があれば訂正し、返事にその旨を記載します。信頼にもつながるでしょう。

▸ When we revised our manuscript once more, we found that X was incorrect, and we made changes in the 3rd paragraph.

再度原稿を見直したところ、X が誤りであることが判明し、3 段落目を変更いたしました。

▸ Upon another review of our manuscript, we found an incorrect value in Table 4.1 of page 21.

再度原稿を見直したところ、21 ページの表 4.1 に誤った値を発見しました。

査読員の提案に感謝をし受け入れつつ、反映できない理由と研究でとったアプローチを説明します。

▸ We agree with your point. However, in this study we used ….

ご指摘の点に同意いたします。しかし、この研究では…を使用しました。

▸ Thank you for your suggestion. In this study, we have actually….

ご提案ありがとうございます。今回の研究では、実は…。

## ☑ 論文を再投稿する（査読後の改訂原稿を提出する）

● 再投稿のメール例　1

Dear Dr. Hays,

We are grateful for the opportunity to revise our paper, registration number 102030, entitled "Title", and the helpful comments of your reviewers. We believe that the comments have significantly improved our paper.

We have revised our paper in accordance with the comments raised. We have included our point-by-point responses with this resubmission, and the highlighted sections indicate the revisions. Also, the page and line numbers are based on the revised version. We feel that the comments have allowed us to improve the paper and would like to request that you convey our gratitude to the reviewers.

This paper has been re-edited and re-reviewed by medical editors from Maruzen Medical Communications to meet the language standards expected from leading English language publications.

Thank you again for your reconsideration of our revised paper.
We look forward to hearing from you.

Sincerely yours,

-----------------------------

ヘイズ先生

　「タイトル」と題された論文（登録番号 102030）を修正する機会と、査読員の方々から有益なコメントをいただき感謝申し上げます。いただいたコメントのおかげで当論文は大幅に改善されたことと存じます。

ご指摘に基づいて論文を修正いたしました。今回の再提出ではポイントごとに回答を記載しており、修正箇所をハイライトにて示しております。また、修正箇所に記載のあるページ数と行数は修正版に基づいています。いただいたコメントにより、論文をより良いものにすることができたと考えております。査読員のみなさまに感謝の意をお伝えいただけますと幸いに存じます。

　この論文は、丸善メディカルコミュニケーション社のメディカルエディターによって、主要な英語の出版物に求められる言語基準を満たすように再校閲・レビューされました。

　修正した論文を再度ご検討いただきましたこと、重ねてお礼申し上げます。

　ご連絡をお待ちしております。

● **Point-by-point responses to the reviewers' comments**
　査読員からの各コメントに対する回答例を紹介します。
　回答を提出する際は、以下のようにコメント（コピー＆ペーストしたもの）と回答をあわせて記載します。わかりやすいように番号をつけ、査読員のコメントを italicize（イタリック体に）したりします。論文の中の変更点をコピー＆ペーストして記載する際は、変更した点を黄色などでハイライトして目立たせる方法もあります。

**Point-by-point responses to the reviewers' comments**

**Reviewer #1:**

**Comment 1:**
*On page 6, the authors indicate that ⋯.*

**Response 1:**
Thank you for your detailed review of our manuscript and for your comment. We have modified the ⋯.

(page 6, line 11)
＊ここに変更箇所をコピー＆ペーストします＊


**Comment 2:**
*The authors state that … However, ….*


**Response 2:**

We greatly appreciate your valuable comment. We completely agree that …. We have modified the corresponding sections in the revised manuscript as follows:

(page 5, lines 3-4)

The test confirmed no significant differences between the two groups $(p > 0.05)$, making it impossible to draw statistically significant conclusions. Further studies are mandatory to further examine the relationship between long COVID and ME/CFS.


(page 14, line 20 — page 15, line 4)
＊ここに論文 p. 14 の変更箇所をコピー＆ペーストします＊


**Comment 3:**
*Please make sure to use the colors from our "Figure Color Scheme," located at https://www… for your graphs.*


**Response 3:**

Thank you for pointing this out. We applied the appropriate colors for the graphs on pages 5, 8, and 16.

＊このようにして続きます＊

------------------------------

査読からのコメントに対する各回答


査読員 #1：


158

**コメント1：**
*6ページ目では、著者は…と述べています。*

**回答1：**
原稿の細やかなレビューとコメントをいただき、ありがとうございます。…を修正いたしました。

(6ページ、11行目)
*ここに変更箇所をコピー＆ペーストします*

**コメント2：**
*著者は…だと述べています。しかし、…。*

**回答2：**
貴重なコメントをいただき、大変感謝しております。…とのご意見に完全に同意します。つきましては、修正原稿の該当箇所を次のように修正いたしました：

(5ページ、3-4行目)
検定の結果、両群間に有意差がないことが確認され（$p > 0.05$）、統計的に有意な結論を導くことはできませんでした。Long COVID と ME / CFS の関係をさらに検討するためには、さらなる研究が必須です。

(14ページ、20行目―15ページ、4行目)
*ここに論文 p. 14 の変更箇所をコピー＆ペーストします*

**コメント3：**
*グラフの色は必ず https://www… に掲載されている「図の配色」の色を使用してください。*

**回答3：**
ご指摘をいただきありがとうございます。5ページ、8ページ、16ページのグラフに適切な色を適用しました。

変更箇所のページナンバーを記載する際、改訂原稿のものであることを確認しましょう。

## ● 再投稿のメール例　2

---

Dear Dr. Lim,

Thank you for carefully reviewing our manuscript (registration number) entitled "Title". We greatly appreciate the valuable and constructive comments by the reviewers and Associate Editor.

We have revised the manuscript in accordance with all the comments raised, and have provided our point-by-point responses to the comments below.

We hope that we have satisfactorily answered all the concerns and that the revised manuscript is now suitable for publication in *Journal Name*. We also hope that the new findings in this study will appeal to your readers and add useful knowledge to this field.

This manuscript has been re-edited and re-reviewed by several native English-speaking medical editors (from Maruzen University) to meet the language standards of leading English language publications.

Thank you for considering our revised manuscript and we look forward to hearing from you.

Sincerely yours,
＊署名のあとに Point-by-point responses が入ります
-------------------------------

リム先生

　このたびは、「タイトル名」と題した私たちの原稿（登録番号）を精読いただきありがとうございました。査読員およびアソシエイトエディターによる貴重で建設的なコメントに大変感謝しております。

　ご指摘いただいた全てのコメントに沿って原稿を修正し、以下にコメントに対するポイントごとの回答を記載しました。

　いただいたご意見や懸念点に十分お答えし、*Journal Name* への掲載にふさわしい修正原稿となったことを願っております。また、本研究で得られた新たな知見が、貴誌の読者のみなさまに関心をお持ちいただき、この分野に有用な知識を提供できることを願っています。

この原稿は、丸善大学所属の英語を母国語とする複数のメディカルエディターによって、主要な英語出版物が求める言語基準を満たすように再校閲・レビューされました。

修正原稿をご検討いただき、ありがとうございます。

## ● 再投稿のメール例　3

October 20, 2022

Cindy Foreman, M.D.　　　　　　＊宛先のエディターが2名の場合
Editor-in-Chief
Lawrence Wilson, M.D.
Associate Editor
*Journal of Gastrointestinal Endoscopy*

Dear Dr. Foreman and Dr. Wilson,

Thank you very much for your letter dated October 15, 2022, and for your review and valuable comments regarding our manuscript. We greatly appreciate all the constructive and helpful comments of the reviewers, which have greatly helped us in improving our manuscript.

We have carefully revised our manuscript in accordance with the comments raised and have provided our point-by-point responses to the questions below. In accordance with your instructions, all changes made in the text have been highlighted in yellow.

We hope that we have satisfactorily addressed all the questions and that our manuscript is now suitable for publication in *Journal of Gastrointestinal Endoscopy*.

Thank you for considering our revised manuscript.
We look forward to hearing from you.

Sincerely,
＊署名のあと、Point-by-point responses を追加します
━━━━━━━━━━━━━━━━━━━━━━━━━
2022 年 10 月 20 日

編集長
シンディ・フォアマン先生
副編集長
ローレンス・ウィルソン先生
*Journal of Gastrointestinal Endoscopy*

フォアマン先生、ウィルソン先生

　2022 年 10 月 15 日付のお手紙では、私たちの原稿に対するレビューと貴重なコメントを
いただきありがとうございました。審査員のみなさまからいただいた建設的で有益なコメン
トは、原稿の改善において大変役立ちました。

　ご指摘いただいたコメントに沿って原稿を慎重に修正し、以下の質問にポイントごとに回
答いたしました。なお、ご指示いただいた通り本文中の変更点は全て黄色のハイライトで表
示しております。

　いただいたご質問に十分にお答えすることができ、*Journal of Gastrointestinal Endoscopy* へ
の掲載にふさわしい原稿になったと願っております。

　私たちの修正原稿をご検討いただきありがとうございました。
ご連絡をお待ちしております。

● **Rejection への返事**
　リジェクトされた際にお返事を送る必要はないかもしれませんが、Thank you
for your consideration, and thank you for your time. といった非常に簡潔なメール
を返信しても良いでしょう。

## ● ジャーナルに論文を提出後、何も連絡がないとき

　ジャーナルから連絡がない、あるいはオンラインのステータスに変更がないとき、状況は知りたいけれど図々しく、急かすようなことはしたくないと悩まれるかと思います。丁寧に以下のようなアプローチをとるとネガティブな印象を与えずに状況を確認することができます。

## ● 進捗状況を尋ねるメール例　1

---

Dear Dr. Yang,

I submitted a manuscript entitled "Title" on Monday, September 13th, but have not received a notification regarding its receipt or status. We would greatly appreciate it if you could let us know the current status and when a decision is to be made.

Thank you for your consideration.

Sincerely,

------------------------------
ヤン先生

　9月13日（月）に「タイトル名」という論文を提出（投稿）いたしましたが、その受領確認やステータスに関する通知を受け取っておりません。恐れ入りますが、現在の状況と審査結果の時期をご教示いただけますと幸いです。

　ご検討いただきありがとうございます。

---

## ● 進捗状況を尋ねるメール例　2

　ジャーナルから受理確認の連絡を受け取ったが、その後数ヵ月連絡がないので
フォローアップしたい場合は以下のようなメールが適切です。

---

------------------------------
Subject: Response Request: Status of manuscript（#1-12-23-456)
------------------------------
Dear Dr. Hamilton,

Thank you for your email on Friday, September 17, notifying us that you have received our manuscript "Title", (registration number).

It has been 2 months since your notification, and we are wondering if you could kindly inform us the current status of the manuscript, and when we may expect a decision.

We look forward to hearing from you.

Sincerely,

**Risa Bando, M.D., Ph.D.**（Corresponding author）
------------------------------

------------------------------
件名：回答依頼：原稿の状況について（#1-12-23-456)
------------------------------
ハミルトン先生

　9月17日（金）に論文タイトル名（登録番号）の受領についてのご連絡をいただき、誠にありがとうございました。

　ご連絡をいただいてから2カ月が経ちましたが、現在の状況と審査結果の時期をご教示いただくことは可能でしょうか。

　どうぞよろしくお願い申し上げます。

**坂東理沙 M.D., Ph.D.**（責任著者）

　＊ジャーナルごとに査読に要する期間の目安を提示していることもある。

---

## ◆ Reference

1）ICMJE Recommendation.　http://www.icmje.org/recommendations/

# Chapter

## 8

# 海外留学に向けて

海外留学や United States Medical Licensing Examination（USMLE）受験に向けた対策本やブログなどが出ており、例題やその解説などが紹介されていますが、本書ではそのベースとなる勉強方法や準備に加えて、より効率良く効果的に結果につながるポイントを紹介します。

## 伝え方の基本：現場で求められる英語力

　USMLE 受験や**海外留学**を考える際、実際に「現場で求められる英語力」が気になるところではないでしょうか。ネイティブスピーカーのような流暢な英語が必須というわけではありませんが最低限の英語力は必要です。USMLE 受験に向けた対策として、そして応募に向けた準備として参考となるポイントやヒントを紹介します。

### ☑ 完璧な文法や流暢さよりも「伝わる」ことの大切さ

　「ネイティブ並みの」英語や「完璧な」英語を目指すよりも、相手に**伝わる**発音や、メッセージが正確に伝わるよう、**簡潔で明確**に話すことが大切です。

　留学先では**さまざまな国や文化**、バックグラウンドを持つ人が一緒に働きます。共通言語が英語であっても、相手が必ずしも英語のネイティブスピーカーであるとは限りません。発音も言葉遣いもさまざまで、文法が間違っている英語を耳にすることも少なくありませんし、互いに「完璧な文法や発音の英語」は求めません。

　筆者の経験でも、他人の英語に対して「あの人の英語は変だ」「間違えている」などと馬鹿にしたり笑ったりするのを耳にしたことはありません。「このような話し方は古くさい」「ネイティブは言わない」といった切り口でインターネット上や書籍に英語表現が紹介されることがありますが、その中には実際にはよく使われているフレーズも多いのです。「完璧に話さなければ」という考えにとらわれすぎて自信をなくし、コミュニケーションを躊躇するのはもったいないことです。その壁は取り払い、本書で紹介しているヒントを心掛けながら積極的にコミュニケーションを取ってください。

#### ● 略語や用語をマスターする

　誰でもわかる common（一般的）な略語はもちろんマスターすべきですが、現場ではかなりマイナーであったり専門的な略語・用語も多くあります。米国の医学生やレジデントでも周りに聞いたり、その場でネット検索をしながら対応しています。あらかじめ全てをマスターしておく必要はありません。

　医療現場で誰もが知っている一般的な略語リストは、以前ですと USMLE Step 2 CS の公式ホームページに掲載されていましたが、Step 2 CS が廃止になったた

め今は閲覧できるページが限られています[1]。代わりに "Common Medical Abbreviations" と検索すると、一般的な略語をまとめたウェブサイトなどが出てきますのでそちらを参照するのがスムーズです。

　以下に、現場での一場面をお示しします。

---

Mr. Jones is a 78 yo M w/hx of HTN, DM, CAD s/p CABG, Bipolar d/o, EtOH abuse, who was BIBA for n/v. Pt reported NKDA. Pt's VS was wnl, but CTH + for ICH, thus was emergently taken to OR.

Today is POD2, and pt remains on 2L NC, however, has been working well with PT. Expected D/C is tomorrow.

Mr. Jones is a 78 year-old man（male）with history of hypertension, diabetes, coronary artery disease status post coronary artery bypass graft, bipolar disorder, alcohol abuse, who was brought in by ambulance for nausea and vomiting. Patient reported no known drug allergy. Patient's vital sign was within normal limits, but CT head was positive for intracranial bleeding, thus he was emergently taken to the operation room.

Today is post-operation day 2, and patient remains on 2 liters of nasal cannula of oxygen, however, has been working well with the physical therapy. Expected discharge is tomorrow.

　ジョーンズ氏は高血圧、糖尿病、冠動脈バイパス手術後の虚血性心疾患、双極性障害、アルコール乱用の既往がある 78 歳男性で、吐き気・嘔吐で救急搬送されました。

　薬剤アレルギーはありません。バイタルは正常範囲内でしたが頭部 CT で頭蓋内出血が認められ、緊急オペとなりました。

　今日で術後 2 日です。酸素は 2L 鼻カヌラを必要としていますが、しっかりと理学療法も進んでおり、明日には退院できると考えています。

---

## ●「型」を覚えて備える

USMLE 対策、そして診療においても定型のフレーズがいくつもあり、「型」を覚えて慣れておけば状況に合わせて応用できるようになります。「電話応対」「自己紹介」など、ビジネスの場面で使う英語と同様に「カンファレンス」「プレゼン」の場面で使う表現もある程度限られています。つまりバリエーションの多い日常会話よりも「やさしい」ともいえます。書籍や教材、動画、オンライン教材などから覚えたい「型」のフレーズ集やテンプレート集をつくるのも良いでしょう。

実際の現場では教材や辞書ではなかなか紹介されない独特な言い回しや、流行の表現なども耳にすると思います。事前に触れる機会がないのでそれらは現場で覚えて慣れるしかありません。あまり心配しすぎず、そのときになったら意味を聞く、あるいは調べるなどして対応しましょう。

## 伝えるための準備：米国留学の切符をつかむ

### ☑ 先輩からのアドバイス：USMLE に向けて Q&A

**バーダマン先生が聞く、米国で活躍する百武医師の経験談**

## USMLE に向けて

Q：USMLE 受験にあたっての準備や心構え、留学を目指す後輩たちへのアドバイスなどお聞かせください。まずはなぜ留学先に**米国**を選ばれたのですか？　米国臨床の魅力を教えてください。

A：米国での臨床留学の一番の魅力は、狭き門とはいえ、国外の医療者を広く受け入れているところです。一般的に、医師や病院の数は各国で厳しく管理されており、海外の医療者がそこに入るのは非常に困難であることが多いのですが、米国では世界中から医療者を受け入れています。また、年齢・性別・人種よりも実力をしっかりと評価してくれるフラットな職場環境、日本よりも恵まれた給与やワークライフバランスなどもとても魅力的です。

Q：**TOEIC、TOEFL、英検**などの勉強は基礎的な英語力を身につけるために役に立ちますか？

A：TOEIC や英検は実臨床にはやや関連の薄い試験内容ですが、TOEFL の勉強は単語のレベルを教養としておさえておくのに適切ですし、リスニングやライティングも基礎的な英語力を身につけるために役立つかと思います。一般的に、TOEFL で 90 点以上、可能であれば 100 点とれるかどうかというのが留学に必要な英語力が身についているかを判

168

断する目安になります。

Q：日本国内だと、会話など**実践的な練習**をするのが難しいですが、先生はどのように勉強されましたか？

A：日常的に英語に触れる習慣をつけることが大切だと思います。直接、もしくは Skype や Zoom などで英語ネイティブの方と話すなどを週に1回でも取り入れられたら理想的かと思いますが、忙しいとなかなか難しいですよね。私は、仕事などで余裕がないときは、英語のポッドキャストを聴きながらシャドーイングをやるのみということも多かったです。

Q：**USMLE** に向けた準備期間としては、最短でも**どのくらいの期間**が必要でしょうか（非帰国子女の場合）？

A：集中的に USMLE の勉強ができる環境だとして、最短でも Step 1 に 3〜6 カ月、Step 2 CKに 2〜4 カ月の準備期間が必要と思います。ただ、その前段階の資料を選んだり勉強方法を固めたりといった下調べの期間も意外と時間がかかるので、余裕をもって準備を始めることが重要です。

Q：Step 1 がスコア方式から合否判定のみになり、さらに Step 2 CS が正式に廃止となりました（2022 年 1 月）。このことが米国留学を難しくするのでは…という懸念の声も聞かれますが、いかがでしょうか？　また、留学生の受け入れについて米国で何か耳にされたことはありますか。

A：たしかに Step 1 が合否判定のみになったことにより、「Step 1 で米国の医学生よりも高得点を出すことで、マッチングでも同じ土俵に乗れていたのに」と海外の医学生に不利になる…と心配する声もあります。ですが、これは「履歴書（CV）」や「志望理由書」「推薦状の内容」「面接での印象」などがより重視されるようになるということでもあります。つまり、Step 1 で高得点を取るために机に向かう時間を「CV や志望理由書の充実」や、「面接対策」へシフトすることができますので、一概に不利になる訳ではないと思います。海外からの医学生の採用数は 20〜30 年前と比較すると随分減りましたが、今後もどんどん減らしていくという訳ではなさそうです。新型コロナウイルスの流行に伴い、面接は全てオンラインになった現在、むしろ海外からの医学生のマッチング応募はしやすくなったといえるでしょう。

Q：**受験費用**はどのくらいかかりますか？

A：USMLE の受験には試験の受験費だけでも 10〜15 万円ほどかかり、参考書や模試などにも約 5〜10 万円かかります。特に Step 2 CS は渡航費も必要となり、かなり高額であったため、これが廃止となったことはお財布的には朗報ですね。

Q：**研究留学**では USMLE の受験は不要と思いますが、一方で無給のケースもあると耳にしています。生活費など（留学先の物価にもよりますが）どのくらいの貯金が必要になるでしょうか。

A：滞在する都市や求める生活レベル、また扶養家族の有無などによってかなり生活費が変わってきます。一例として、私が住んでいたニューヨークでは、夫と1歳の息子の3人暮らしで、家賃は月35万円、保育園が月20万円とその他の生活費を除いても固定費が月55万円かかりました。米国ではどの都市でも、一人暮らし用の賃貸マンションでも月10万円以上はするので、単純計算でも家賃のみで年間120万円が必要です。貯金は多いに越したことはありませんが、無給であれば単身でも300万円、家族と一緒であれば500万円は確実に必要でしょう。

Q：留学後の進路についてはいかがでしょうか。日本に戻られる医師も多いかと思いますが、予想外のポジションにつかれた医師などいらっしゃいますか。
A：米国で臨床をするということは「留学」というよりは「就職」であり、帰国時に希望のポジションを得られるとは限らず、むしろ希望するポジションで内定するまでは帰らない医師も多いです。また、給与面やワークライフバランスの面から、渡米後に米国のほうが働きやすいと感じる医師も多くいます。ほかにも、臨床留学をきっかけに政府機関や外資系コンサルティングなど他分野へと転職される人、研究留学の間に臨床留学の準備をして臨床にシフトする人など留学後の道はさまざまです。

## ☑️ 医学英語勉強のアドバイス

効果的かつ継続可能な勉強法は人それぞれで、**自分にあった勉強法**を見つける必要があります。勉強量を増やしていくと、自分に合った勉強法がわかってくるでしょう。以下にいくつかヒントを紹介します。

### ● 4つのスキルで上達する

英語に自信をつけるためには、練習を重ねて4つのスキル（speaking, listening, reading, writing）を上達させることに尽きます。

Speaking：英語が母語の人と会話をする（直接または Skype/Zoom など）、
　　　　　　podcast などを聴きながらシャドーイングをする
Listening：podcast を聴く、会話が多めの海外ドラマ・映画などを観る
Reading： UpToDate®、医学雑誌の総説、MedlinePlus® などを読む
Writing： 英語でメールやメッセージのやり取りを行う、論文を添削してもらうなど

なお、英語の勉強に海外ドラマを観る方もいます。気をつけたいのは、ドラマのセリフは視聴者の興味をひくようにスクリプトされているため、実際の現場の

やり取りとは異なったり、英語教材とは違って文法や言い回しに誤りのある可能性もある点です。品のない言葉や不適切な表現も登場します。また、たくさん聴いて、耳を慣れさせるという点では有用ですが、スピードが速くて聴き取りにくい面もあるでしょう。ですが、動画サイトによっては希望の言語の字幕を付けることができるため、耳から入ってくる言葉と文字をマッチさせるという学習にはおすすめです。楽しく英語に触れる機会になりますし、ストーリーに興味を持ちやすく、継続性がある点も利点です。さらに、会話のテンポや間合い、声のトーン、ボディランゲージなどを含めて英語のコミュニケーションを見て聴いて慣れるのに役立つ面もあります。idiom（熟語、慣用句）や sarcasm（皮肉）、冗談やユーモア、文化的背景などの知識を要する台詞やシーンも登場するため学びにもなります。バランスよく活用し、英語スキルの獲得に役立ててください。

● その他の効果的な学習法

以下に効果的な学習法の一例を紹介します。

1. 単語を覚える

単語を「単語単位」でなく、**chunk**（ひとかたまり）、**cluster**（集団）、または **sentence**（センテンス）ごと覚えるようにします。単語単位でバラバラに覚えても必ずしも「使える」ようになるとは限りませんが、組み合わせで覚えると記憶に残り、全体として覚えることもできるため使いやすくなります。文脈や背景の知識もあわせて覚えるようにするとより記憶に定着しやすくなります。

2. 「英語のまま」覚える

英語をその都度日本語訳せず英語の感覚のまま覚えるようにしましょう。そのためには**英英辞書**を使うのが効果的です。

3. アウトプットする

単語や表現を「知っている」だけに留めず、会話やメールで実際に使いアウトプットして「知識をスキルに変える」ことを意識しましょう。

4. 問題集、模試、過去問などで練習する

問題の種類、話すタイミングの感覚、まちがいやすい・つまずきやすいポイントなどがわかり、本番でその経験が役に立ちます。

## ☑ Application（願書）の書き方

### ● カバーレターの注意点

　履歴書と同じ内容を記載するだけでは新たな発見がなく、印象に残りません。数多くある応募の中でほかの候補者よりも目立ち、「あなたに会いたい」と思ってもらうためには、自分の個性や想いをレターにも反映し、印象に残るよう工夫することが必要です。ただし、それは誇張するということではありませんし、もちろん嘘を述べることは論外です。

　これは次のセクションの statement of purpose, personal statement にも同じことがいえます。こういった書類を書く際のポイントは次の3点です。

・応募しているプログラムや専門に関連した経験やスキルを強調する
・具体的なエピソードや体験談を盛り込む（スキルや経験の具体化、目標や志望動機とのつながりを明確化。体験を自分なりに分析、自分の学びや強みにつなげる。ボランティア、研究なども含めて記載する。）
・最後に英語ネイティブや校正ができる方にチェックを依頼する

### ● Statement of Purpose / Personal Statement（志望動機書）を書く

　National Resident Matching Program（NRMP）による"2020 NRMP Program Director Survey"によると、全専門分野において候補者を面接するかどうかを判断する材料として"Personal Statement"の重要度は USMLE Step 1 score、Letters of recommendation in the specialty、USMLE Step 2 CK score に次いで4位[2] となっていました。このことからも Personal Statement が重要視されていることがわかります。採用側にとって Personal Statement は、履歴書に記載されている資格や学歴、経験などの情報とは別に、候補者がどのような人物なのかを知る数少ない情報源となります。受験者にとっては、書類では伝えきれない自己紹介や興味のある分野、医療に対する想いや情熱を自身の言葉で書き綴ることのできる唯一の文書です。

　以下の点を検討し魅力的な志望動機や自己紹介文になるよう、うまく盛り込んでみてください。

- なぜその留学先やプログラムに応募しているのか
- 何に興味があり、何を学びたいか
- 今後の目標や実現したいことは何か
- なぜ医療の道を選んだのか
- なぜその留学先や専門に興味があるか
- なぜ採用されるべきなのか、どのように貢献できるのか
- なぜその留学先（施設または国）で学びたいのか（なぜ日本国内ではないのか）
- 留学後の目標はあるか（将来を考えていることが伝わるように）
- ほかの候補者とは異なる点、アピールできる点は何か
- 書類では伝わらない「情熱」や「想い」、soft skills（ソフトスキル）は何か
  （リーダーシップスキル、コミュニケーションスキル、チームワーク、問題
  解決力、倫理観、対応力など）

　面接でも似たテーマについて話す可能性があります。Personal Statement を書いたら、それを口頭で説明する練習をしましょう。それが面接の準備になり、本番でもスムーズに答えられるようになります。


　なお書き方のゴールデンルールはありません。目をひくオープニングで興味をもたせたり、具体例から始めたり、教授や友人からかけられた言葉で始めるなど、さまざまなアプローチがありますが、どの方法であっても以下の点には注意しましょう。


（注意点）
- 履歴書に記載されていることをただ繰り返し述べることは避ける。せっかくの Statement of Purpose をいかすことができない。採用側はあなたに関する新しい発見ができず、あなたも自分の魅力を充分に伝えることができない。
- フリースタイルであっても、まとまりなく長々と書くことは避ける。大きく 3〜5 段落に分けた構成でロジカルにまとめ、読みやすい文章にする。
- 学歴や職歴に空白の期間がある場合は、ごまかしたり嘘をついたりせず正直に説明する。誠実さや責任感も伝わる。
- 自分の言葉で書く。ほかの人の文章を参考にするのは問題ないが、コピーや、誰かに書いてもらうなどは厳禁［plagiarism（剽窃）にあたる］。

## ● Letter of Recommendation（推薦状）を提出する

学校（採用）側にとって、推薦状が候補者を面接に呼ぶかどうかの判断材料になることがあります。特定の役職の方に書いていただくように指定がある場合もあります。もし指定がなければ、あなたの成績や経験、スキルや知識以外に、患者さんやチームとの対人関係、リーダーシップのスキルと経験、チームワークスキルなどについても書いてくださる方にお願いすることをおすすめします。留学先でどのように学び、活躍し、成功するかを書いていただくと理想的です。推薦者とミーティングを設定してご自身のこれまでの経験や目標、そして応募先のポジションやプログラムについて説明すると、推薦者も推薦状を書きやすくなります。なお、特定のポジションやプログラムに対して書いていただく場合は、ほかの応募などに使いまわさないよう注意しましょう。

推薦者に推薦状の提出方法や期限を伝えることも重要です。直接応募先に送付していただく場合もあれば、システムを通して提出していただく場合もあります。その際、一般的に応募者は推薦状の内容を確認できません。もし確認できる場合でも、内容を確認しないという選択もできます。それによって、自身の評価は推薦者に委ねており、内容を信頼し、自信があるという良い印象に映ります。推薦状を書いていただいたら、感謝を伝えるのも忘れないようにしましょう。採用されたら報告を兼ねて改めて感謝を伝えると喜ばれますし、今後の関係性を継続させることができます。

---

### 米国で活躍する日本人医師・百武先生からのアドバイス

　実際に米国の臨床のマッチングでは、全て推薦者が直接応募先に推薦状を提出するシステムとなっているので、推薦者はかなりの手間と時間がかかります。提出方法や期限を早めに伝え、期限が迫っているけれどもまだ提出の確認ができない場合は、催促のメールを送る必要があります。もちろん、失礼のないように気をつけましょう。

---

## ☑ 海外留学向けインタビュー対策
### ● 何が見られているかを考える

応募書類の内容を詳しく説明すること以外に、書類では伝えきれないソフトスキルなどを評価します。知識や経験のほかにコミュニケーションスキル、対人・人間関係のスキル（interpersonal skills とも呼ばれます）、チームワーク、リー

ダーシップ、知的好奇心、ストレス耐性、判断力、柔軟性、誠実さ、共感力、信頼度、熱意などが含まれます。

## ☑ 面接のヒント

### ● 事前リサーチは必須

　学校、プログラム、病院（採用側）をよくリサーチしましょう。相手が候補者に求める資質や属性を把握することで、相手に合わせた効果的な回答ができるようになります。また、面接官を務める人物がわかれば、経歴や著者論文をリサーチすることで、相手の興味や共通の話題を探れますし、話を発展させるのにも役立ちます。

### ● ノンバーバルコミュニケーションを意識する

　第一印象は数秒から数十秒で決まるといいます。表情も第一印象に直結しますので、なるべく笑顔で明るい振る舞いを意識して良好な関係をスタートさせましょう。1章でもお伝えしたように、アイコンタクトが大事であることは面接でも同様です。面接官の目を見て話し、あいづちの頻度にも気を付けましょう。

## 伝えるための表現の工夫：プロフェッショナルな話し方を心がける

### ☑ 面接に向けての準備（対面、オンライン共通）

　1章で紹介しているポイントを意識して、丁寧でプロフェッショナルな英語を心がけましょう。

【伝わらない例】

▶ I am applying because あー、えっと、I'd like to join your program, because ….
I'm applying because, um, you know, uhh, I mean, I want to ….

　あー、えっと、あなたのプログラムに参加したいので…。ええと、私が応募しているのは、ええと…、つまり…したいからです。

＊これでは「考えがまとまっていない」「準備していない」といった印象になってしまい、意味のない音や言葉が邪魔になり、話の内容に集中しにくくなってしまう。

### ● 簡潔に伝える

　まわりくどい表現を避け、できるだけ**シンプル**かつロジカルに伝えましょう。

### ● 質問を用意しておく

　多くの場合、面接の終盤で Do you have any questions? と聞かれます。たとえ聞かれなくても、質問をすると学校やポジションへの興味や事前にリサーチしたことが伝わります。また、どのような質問をするかであなたの興味や留学経験で求めることなどが垣間見え、アピールにもつながります。ただしウェブサイトや資料を見ればわかるような質問はリサーチ不足の印象になるので注意しましょう。なお、面接を受ける立場ではありますが、その施設が留学先として自分に合っているかを判断するための場でもありますのでよく検討して質問を用意しましょう。

---

#### 米国で活躍する日本人医師・百武先生からのアドバイス

　面接の際、どうしても良い質問が思いつかない、もしくは、質問しようと思っていたことは全て面接官から説明してもらえたという場合もあると思います。そんなときは、無理に質問をするのでなく、次のように自分のアピールポイントにつなげても良いでしょう。

▶ Actually, I was going to ask about what kind of research support is available, but Dr. Jones has explained to us in detail. I am looking forward to this wonderful research opportunity.

　実は、研究のサポートはどのようなものがあるかお聞きしようと思っていたのですが、ジョーンズ先生が詳しく説明くださいました。このような素晴らしい研究の機会を楽しみにしています。

● 質問の例

▶ What is student life like at your school?

　学生生活はどのような感じですか？

　＊キャンパスライフ、学内のイベントや施設、課外活動などについても聞く。

▶ What kinds of support are available for international students?

　留学生にはどのようなサポートがありますか？

▶ What types of jobs do your students from overseas land in?

　留学でいらっしゃった方々はどのような仕事に就いていますか？

▶ What is the best thing about studying (working) here?

　ここで勉強する（働く）ことで一番の魅力は何ですか？

## ☑ 注意点

　**休暇や給料**（paid internship などの場合）についての質問は印象が良くないので避けましょう。留学の目的を疑問視されてしまったり、留学しても休みを多く取りたいという不真面目な印象を与えてしまう恐れがあります。

● スクリプトを暗記しない。"canned answers" に頼らない！

　スクリプトがあると安心できますが、**頼りすぎるのは危険**です。覚えた通りにしか答えられないと、予想外の質問に動揺し、言葉が出てこなくなってしまいます。するとそれまでのスラスラとした答え方との間に差が出てしまいます。同様に、canned responses/answers（缶詰された回答：「定形文」のようなあらかじめ用意してある文言やお決まりの回答）も避けましょう。「面接の質問サンプル」では、全ての質問に対してではありませんが、**回答に盛り込むポイント**をあわせて紹介します。こちらを参考にご自身の言葉で回答を考え、面接の準備をなさってください。採用側もあなたの心からの言葉と本来の姿に興味があるはずです。

● 自信がなくても自信をみせる

　なぜ自分を採用するべきか（採用側にどのようなメリットがあるか）というスタンスで積極的に自分をアピールしましょう。その際、あまり自信がなくても自信があるように堂々と振る舞います。

- 練習する：**Practice makes perfect!**

　できれば誰かと**練習**をして**フィードバック**をもらうと効果的です。本番前のシミュレーションになりますし、自分では気づけない言葉遣いやボディランゲージのくせ、仕草なども指摘してもらいます。特に英語の場合は「正しい」英語や文法に意識が向きがちですが、聞き手にとっては話し手の**表情**や**声のトーン**、**振る舞い**も第一印象に直結し、印象に残ります。

　スマートフォンなどを使って面接の練習を**動画撮影**するのも効果的です。話すことに一生懸命になり意識できていない部分の改善点を見つけ、修正していきます。

　Practice makes perfect. という表現があるように、何度も繰り返し練習すれば上手くできるようになりますし、自信にもつながります。頭の中で練習するのと実際に声に出して練習するのとでは差があります。声に出して練習すると、頭を使いながら口を動かすため記憶に定着しやすくなります。用意した台本がなくても、本番で緊張して頭が真っ白になっても、練習をしたぶん内容や流れが頭に入っているため、記憶から引き出しやすくなります。また、練習を繰り返したことで回答が自分のものになっているので、説得力も増すでしょう。

## ☑ オンライン面接のポイント

　面接がオンラインで実施される場合、画面越しであっても基本的には対面と同じように準備をして臨みましょう。

- **面接に適した服装を選ぶ**

　良い第一印象を与えるためにも、対面の面接と同じように**服装**にも気を配ります。画面越しの場合は色が違って見える可能性があるため、ご自身でテストすると良いです。白い背景で淡い色のトップスやスーツを着るとぼやけて見える可能性がありますので注意が必要です。

- **カメラ目線を心がける**

　画面に映る相手の目を見て話しがちですが、相手からはこちらの目線が下向きに見えてしまいます。違和感があるかもしれませんが、**カメラに目を向けて話す**よう心がけましょう。

● 画面に映る自分の「配置」に気を付ける

　相手の画面に映る姿が大きすぎたり、小さすぎたりしないように距離を調整します。**カメラと目線の高さが同じくらいになるよう**、コンピューターやラップトップの下に箱や本など台を置いて位置を上げたり、イスの高さを調整します。**頭の上と両サイドに少しスペースが空く配置がベスト**です。また、体を動かしすぎたり、顔や髪を触ったりしないようにしましょう。落ち着かない印象になりますし、相手の集中を妨げる要因になってしまいます。

● 背景や環境に注意

　なかには、バーチャルの背景を好ましくないと考える方もいます。できるだけバーチャルの背景を使わないで済むよう、自分の後ろには何もない状態（白系の無地の壁）にするなど、生活感のないように気をつけましょう。洗濯物や整っていないベッド・クローゼットなどはプロフェッショナルな印象にはなりません。可能であれば家具も入らないのがベストです。同時に、静かな場所や環境を選びましょう。スマートフォンやブラウザのポップアップや通知もオフにします。通知音が鳴ると注意がそちらに向いてしまいますし、あまり良い印象ではありません。

● リングライトなどの照明を使う

　場所によっては室内では顔が暗く映ってしまいます。特に窓の近くでは場合によっては逆光になります。リングライトやデスクライトをつけて顔に照明を当てると顔と表情が明るく見え、相手に与える印象が良くなります。照明の色や照らす角度など、事前に色々と試してみてください。ライトは高価なものでなくて問題ありませんが、相手にとって眩しくないよう、背景のものに反射しないように気をつけましょう。ビデオ会議のときの注意点も参照ください（6章、p. 120）。

● 余裕を持つ

　接続が悪い、声がはっきり聞こえない、少しの時差があるなど、コントロールしきれない技術的な難点があります。スムーズにスタートするため、せめて開始前にダイヤルインして**接続できることを確認**し、余裕を持ってスタンバイしましょう。2章（p. 18）も参照ください。

　また、相手が話し終わるまで待つ、という時間の余裕を持ちましょう。相手が話し終わったと思っても、接続不良で音声が一時的に途絶えたりビデオが止まっ

てしまっただけで、実際には話している途中である可能性もあります。「早く答えなければ」「間を埋めなければ」と焦らず、相手が**話し終わったことを確認し一呼吸待ってから話し始める**ようにしましょう。

● ノンバーバル（非言語）コミュニケーションに気を配る

あいづちを打とうとして I see, uh-huh, mm-hmm, right …など頻繁に言葉を挟むと相手の音声がブロックされて聞こえにくくなる恐れがあります。あまり多いと相手が言葉をかぶせられていると感じてしまう可能性もあります。「聞いています」というシグナルを送り、やり取りへのエンゲージメントを示すためには、**顔の表情やたまに頭を上下に振ってうなずく**などしましょう。あいづちについては6章（p. 127）も参照ください。

## 伝え方の実践：困ったときの対処法

### ☑ 面接のギモンを解決する

● 質問を聞き返しても良い？

質問が聞き取れなかったり、質問が理解できなかったりしたときは**聞き返したほうが良い**でしょう。曖昧な理解のまま進めると的確な回答にならず、評価に影響する可能性もゼロではありません。聞き取りにくいときのフレーズ、もう一度言ってもらうときのフレーズは6章（p. 122）をご覧ください。

● 沈黙してはダメですか？

日本語話者と英語話者には**「間」に対する感覚の違い**があります（6章、p. 113参照）。黙り込んでしまうと、相手は「質問や話を理解していない」「回答できない」などと捉えたり、沈黙を居心地が悪いと感じてしまうかもしれません。できる限り考えていることが伝わる表現を使い、質問の意味がわからない場合は繰り返してもらうなど話をつなげるようにしましょう。

● 既婚かどうか聞かれました。答える必要はありますか？

米国では、U.S. Equal Employment Opportunity Commission（EEOC：米国雇用機会均等委員会）が提唱する定めによって、応募するポジションに関連のない項目について質問することは、就職における公平性の観点から**違法**とされています[3]。

・人種（race）　　　　　　・肌の色（color）　　・宗教（religion）
・生まれた国（national origin）　・年齢（age）　　　・障がい（disability）
・婚姻状況（marital status）
・性別（sex）＊gender identity（ジェンダーアイデンティティー）、sexual orientation（セクシュ
　アルオリエンテーション）を含む。

　以下は不適切な質問の一例です。聞き方を少し変えた質問もあるかもしれませ
んので注意しましょう。

・年齢を教えてください。　　　　　・何年生まれですか？
・結婚していますか？　　　　　　　・お子さんはいますか？
・結婚しても仕事は続けるつもりですか？・子どもをつくる予定はありますか？
・彼氏/彼女はいるのですか？　　　・何歳まで働けますか？
・国籍はどちらですか？　　　　　　・ご両親はどちらの出身ですか？
・もともとどちらの出身ですか？　　・宗教はなんですか？
　　　　　　　　　　　　　　　　　（教会は行きますか？）


● **不適切な質問へのその場での対応**
　こういった質問に対しては**回答する義務はありません**。次のように冷静かつ丁
寧に、質問が適切ではないことが伝わる方法で伝えます。

▶I'm afraid I don't feel comfortable answering that question.
　恐れ入りますが、その質問への回答は避けたいと思います。
　＊I don't want to answer that. は直接的なので避ける。

▶May I ask why you ask that?
　なぜそれをお聞きになるのですか？

▶I'm afraid that's not relevant to what we are discussing in this interview.
　恐れ入りますが、それはこの面接で話していることと関係ないと思います。
　＊率直に、かつ丁寧に答えることを断る。

▶Can I just confirm if that is relevant to my candidacy?
　それは私の応募プロセスに関連があるか確認してもよろしいですか？

▶Could you please clarify your question? I'd like to make sure I understand your
　question correctly.

ご質問を明確にしていただけますか？　質問内容を正しく理解したいと思います。

＊質問内容を明確にしてもらうことで面接官の意図を理解できる可能性がある。また、質問をすることによって面接官が問題点に気がついたり、不適切であったと察したりする場合もある。

　ただし、こういった質問に答えてはいけないというわけではありません。面接官が悪気なく、無意識にその質問をしたのだと感じるかもしれません。あなたのことをもっと知りたいという誠実な思いからきていると受け取れるかもしれません。もし不快感がなく、「問題はない」と感じる場合は答えても良いでしょう。質問の裏に相手が本当に聞きたいことや、懸念していることがあると感じた場合は、その点について言及する形で回答するアプローチもあります。

　たとえば、「子どもをつくる予定はありますか？」という質問に対して、「勉強や仕事を続けるかどうかが気になっている」のであろうと察する場合は次のように答えるのも一案です。

▶ I plan to continue studying（working）, regardless of my situation or decisions regarding my family.
家族に関する状況や決断に関わらず勉強（仕事）を続ける予定です。

　なお、学校側には、こういった不適切な対応を受けた場合に報告する適切なプロセスを設ける責任がありますので、**不適切な質問を受けた場合はそのプロセスに則って報告**しましょう。もしそのプロセスについてわからない、または知らされていなかった場合は Admissions Office（または人事部 HR：Human Resources）に連絡します。機密情報として扱われ、応募の合否には影響しないことが保証されます。

---

### 米国で活躍する日本人医師・百武先生からのアドバイス

　面接時に、あらかじめ家族の事情を説明しておきたい、あるいは家庭面の条件などを事前に説明しておく必要がある場合もあるかと思います。たとえば、私は「医師である夫も、是非同じ職場で研究職に斡旋してもらえないか」と面接官に伝えたことがあります。相手が本当に「その候補者を採用したい」と考えている場合はさまざまな交渉が可能な場合もあります。

● お礼のメールは出したほうが良い？

面接後にはお礼のメールを出しておいたほうが丁寧ですし、印象も良いでしょう。

● その他のアピールポイント

USMLE Step 1 のスコアが合否のみになると、大きな判断材料が1つ減るため、面接の内容、また履歴書や志望理由書に書く内容が非常に大きな役割を担います。

前述の通り、日本とは異なり履歴書には学歴・職歴のみでなく、**委員会・学会への参加、課外活動、ボランティア経験**なども記載できるため、オファーにつなげるためには自分の興味やリーダーシップをプレゼンテーションできるよう、それらの活動内容を充実させておくことが肝要です。もちろん、学会発表や論文などもあればあるほどプラスになるでしょう。

● 面接の質問のサンプル

▶ Tell me about yourself.：あなたのことを教えてください

＊この質問例を見て、学歴や経験のこと？　それとも性格や生い立ちのこと？　などと思うかもしれないが、オープンな質問で、自分が相手に知ってもらいたいこと、相手が知りたいと思うことを伝える。どのように答えるかも見ていることを意識する。ここでも、履歴書でわかることを淡々と時系列で説明してはインパクトに欠け、意味がないと思われてしまう。経歴を盛り込みながらも、勉強したいことや目標につなげたり、少しパーソナルな面も含めて親しみやすさを加えたりするのも良い。「どう答えたらいいかな」と考えながら話したり、「どのようなことを話せばいいですか？」「これで答えになっていますでしょうか」と聞くのは自信がないようにうつり、説得力もなくなるため避けたい。練習を重ね、本番では自信に満ちた話し方で答える。

▶ Why did you choose a path in medicine?：なぜ医学の道を選んだのですか？

▶ What do you hope to accomplish?（What are your goals?）
達成したいこと（ゴール、目標）は何ですか？

＊ポジションの内容とつなげることができると強い答えになる。

▶ Why are you applying to our hospital?：応募された理由は何ですか？

＊自分の目標を前面に出したり、「海外に行きたかったから」といった曖昧な答え方ではなく、「自分を採用すると相手にどのようなメリットがあるのか」が伝わる答えを意識する。応募先のプログラムやポジションの内容を読み込み、それに合わせて自身のスキルや経験がどのように生かせるか話せると良い。

▶ Tell us why you would like to work with us（join our team）.
なぜここで一緒に働きたいか、教えてください。

▶ Why should we hire (accept) you?

我々があなたを採用するべき（受け入れるべき）理由は何ですか？

＊相手が求めている人物像を意識しつつ、自分がどのように貢献できるか・活躍できるかを伝えられると良い。誇張や不誠実にならないように注意する。

▶ Why do you think you are a good fit?

ご自身が（この病院にとって）良い候補者だと思う理由は何ですか？

＊応募先の病院とそのプログラムやポジションについてリサーチし、自分がどのようにフィットして活躍できるかを伝える。Why should we hire/accept you? などほかの質問と重なることもあり得る。

▶ What are your strengths? ：あなたの強みは何ですか？

＊ベーシックで曖昧なスキルや強みではなく、応募しているポジションに合った資質を示せると良い。"Strong communication skills（コミュニケーション能力が高い）"や"leadership skills（リーダーシップがある）"というだけでは具体性がなく、少々ありきたり。「情熱的」「積極的」など形容詞を並べるだけでも抽象的で説得力がない。なぜそう思うのか、具体例や（可能であれば）数値を示したり、バックアップできる証拠を提示できると説得力が増し、書類からは見えてこない新たな強みをアピールできる。

▶ What are your weaknesses? ：あなたの弱みは何ですか？

＊自分を理解していること、そして学び成長しようとしていることが伝わると良い。「仕事熱心で残業しがち」や「細かいことが気になって完璧主義」といった表現では少々不誠実に見え、「弱み」の説明のはずが「アピール」しているように見えてしまうこともある。「相手が何を知りたいのか」を考えて回答することが大切。たとえば留年や就業履歴のギャップなど、履歴書で疑問に思われそうな部分や、面接で出てくるであろう「弱み」があれば、相手が知りたくなるのは自然なことであり、こちらから開示することも1つの手となる。

▶ What was an example of an experience that was challenging to you, and how did you overcome it?

あなたにとって困難な・難しかった場面は何でしたか？　どのように乗り越えましたか？

▶ What do you think are the qualities of a good doctor (physician)?

優秀な医師の資質は何だと思いますか？

▶ What do you do in your free time?

自由な時間には何をして過ごしますか？　＊趣味や興味を聞いている質問。

▶ How do you define success?

あなたにとって『成功』とは何ですか？（『成功』をどのように定義しますか？）

▶ How do you deal with stress? ：ストレスにはどのように対処しますか？

＊読者のみなさんもそうであるように、医療の現場はストレスを伴う。どのように対応できるのか、そしてストレスの多い環境でどのように自分をマネージできるのかがわかる答えが理想。現実的な

具体例を提示できるように用意しておくと良い。

▶ How do you deal with failure?

　失敗したとき、どのように対応しますか？

▶ What is something that you are proud of?

　あなたが誇れるものは何ですか？

▶ Have you applied to other institutions?

　ほかの機関には応募されましたか？

＊就職の面接では、ほかの企業でも採用プロセスが進んでいて、ほかからもオファーが出ている（求
められている）候補者は魅力的にうつる。医学留学でも良い候補者は複数の学校や病院と面接が進
んでいると思われる。ほかから声がかかっている、あるいは応募のプロセスが進んでいるとわかる
と、採用プロセスが早めに動く可能性もある。Are you interviewing with other institutions?（ほかの
機関の面接を受けていますか？）という形で聞かれることもある。ここではあまり具体的に答える
必要はなく、簡潔に答える。誇張して答えるのは印象が悪く、不誠実にも見えるため避けること。

## ☑ リアクションも丁寧にする

　会話の中でリアクションをする際は以下のような表現が適しています。場面に
合わせて調整してみてください。

▶ I see.：なるほど。/そうなのですね。

▶ I understand.：理解しています。/わかります。

▶ Certainly.：そうですね。/もちろんです。/おっしゃる通りです。

▶ Absolutely.：はい、もちろんです。/本当ですね。

▶ That's for sure.：全くその通りです。

▶ That's great. / That's wonderful. / That's amazing.：素晴らしいですね。

▶ Wow. / Oh wow!　：わあ（すごいですね）！

## ☑ 交流の場

　新型コロナの流行以前は面接の日程にランチやディナーなど、現役のスタッフ
との交流の場が設けられていることもありましたが、感染対策の面などから今後
オンラインでの交流の機会も増えると考えられます。面接を問題なく乗り切った
と安心していたら、交流の場での雑談に適切な話題がわからず困ることもあるか
もしれません。「共通する話題は何か？」「会話の背景がわからない」「会話につ
いていけず困った…」とならないよう、適切な話題を事前にいくつか準備してお
きましょう。6章に会話のきっかけとなるフレーズを紹介していますので、そち

らを参考にしてください。

**◆ References**

1）COMMON ABBREVIATIONS FOR THE PATIENT NOTE〔https://static1.squarespace. com/static/5899cafd03596edea584afca/t/5aa7db4fc83025af3fd36716/1520950096544/Common +abbreviations+for+the+patient+note+USMLE+step+2CS.pdf〕.

2）2020 NRMP Program Director Survey（https://mk0nrmp3oyqui6wqfm.kinstacdn.com/ wp-content/uploads/2020/08/2020-PD-Survey.pdf）.

3）U.S. Equal Employment Opportunity Commission（https://www.eeoc.gov/prohibited-em ployment-policiespractices）.

# 医療監修を終えて

　日本人で「英語が苦手・しゃべれない」とおっしゃる方の多くは、最初の『積極性』という部分でつまづいてしまっているので、「言語は単なるコミュニケーションのツールだから、習うより慣れろで是非どんどん使ってみてください！」とアドバイスします。

　ですが、海外で医療者として働く、もしくは、国内でも英語しか話せない患者さんとやりとりをするとなると、積極性だけではどうにもならないことが多いのも事実です。

　日本国内に住んでいる外国人であれば、日本人の英語の特性や癖も理解してくれることもあるかもしれませんが、気が付かないうちに、相手を傷つけたり、無礼・失礼な発言をしてしまっている可能性もあります。

　つい先日も、アメリカで臨床実習をしてきた学生さんが「『言い方が直接的すぎる』と患者さんにも指導医にも怒られてしまいました…。センシティブな質問をどうやって聞いたら良いのか、どう勉強したら良いですか？」と相談にきました。

　アメリカで、難しい・シリアスな局面での患者さんとの対話を何度も経験してきましたが、言葉遣い1つ、立ち振る舞い1つで、患者さんの信頼を得られることもあれば、失うこともあることを痛感する日々でした。

　また臨床現場のみならず、研究者として業績を残そうと思った時にも、ジャーナル編集者とのやりとりがいかにスムーズにできるか、いかに滞りなく学会発表をして質疑に答えるかという英語的なお作法は、積極性だけではカバーしきれない部分が大いにあります。

　「丁寧かつプロフェッショナルな医学英語」を網羅的にカバーした本書は、きっと皆さんがこれから世界で活躍するのに役立ってくれることと信じております。

2022 年 5 月吉日

医療監修　百武　美沙

医学英語のお手本

| 令和 4 年 6 月 20 日 | 発行 |
| 令和 6 年 2 月 15 日 | 第 2 刷発行 |

著　者　　マヤ・バーダマン

医療監修　百　武　美　沙

発行者　　池　田　和　博

発行所　　丸善出版株式会社

〒101-0051 東京都千代田区神田神保町二丁目17番
編集：電話（03）3512-3262 ／ FAX（03）3512-3272
営業：電話（03）3512-3256 ／ FAX（03）3512-3270
https://www.maruzen-publishing.co.jp

©Maya Vardaman, Misa Hyakutake, 2022

組版印刷・株式会社 真興社／製本・株式会社 松岳社

ISBN 978-4-621-30720-5　C 3047　　　　　Printed in Japan